国家级职业教育规划教材
对接世界技能大赛技术标准创新系列教材
全国职业院校健康与社会照护专业教材

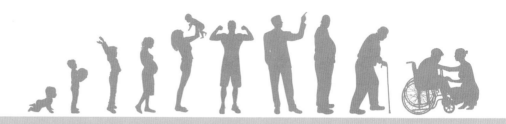

HEALTH AND SOCIAL CARE

U0165168

孙涛　主编

推拿手法

中国劳动社会保障出版社

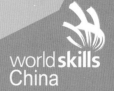

world **skills**
China

简　　介

本教材共分为六个模块，主要内容包括推拿基础知识、推拿基本手法、推拿复式手法和特殊手法、推拿常规操作、小儿推拿，以及刮痧与拔罐。教材的推拿手法、刮痧与拔罐操作均配有详细的操作图片和视频，有助于学生观察手法和操作的细节，更直观地进行学习。

图书在版编目（CIP）数据

推拿手法 / 孙涛主编. -- 北京：中国劳动社会保障出版社，2021

全国职业院校健康与社会照护专业教材

ISBN 978-7-5167-4903-6

Ⅰ. ①推…　Ⅱ. ①孙…　Ⅲ. ①推拿 - 职业教育 - 教材　Ⅳ. ① R244.1

中国版本图书馆 CIP 数据核字（2021）第 136029 号

中国劳动社会保障出版社出版发行

（北京市惠新东街 1 号　邮政编码：100029）

*

北京市艺辉印刷有限公司印刷装订　新华书店经销

787 毫米 × 1092 毫米　16 开本　15.75 印张　252 千字

2021 年 8 月第 1 版　2021 年 8 月第 1 次印刷

定价：**47.00 元**

读者服务部电话：（010）64929211/84209101/64921644

营销中心电话：（010）64962347

出版社网址：http://www.class.com.cn

http://jg.class.com.cn

对接世界技能大赛技术标准创新系列教材

编审委员会

主　任：刘　康

副主任：张　斌　王晓君　刘新昌　冯　政

委　员：王　飞　翟　涛　杨　奕　张　伟　赵庆鹏

　　　　姜华平　杜庚星　王鸿飞

健康与社会照护专业课程改革工作小组

课改校：山东医药技师学院

　　　　河南医药技师学院

　　　　杭州第一技师学院

　　　　广州市轻工技师学院

技术指导：周　嫣

编　辑：杨绘春

本书编审人员

主　编：孙　涛

副主编：乔继峰　姜　爽

参　编：郭忠春　刘　永　侯　丽　李晓芝　马璐璐

序

　　世界技能大赛由世界技能组织每两年举办一届，是迄今全球地位最高、规模最大、影响力最广的职业技能竞赛，被誉为"世界技能奥林匹克"。我国于 2010 年加入世界技能组织，先后参加了五届世界技能大赛，累计取得 36 金、29 银、20 铜和 58 个优胜奖的优异成绩。第 46 届世界技能大赛将在我国上海举办。2019 年 9 月，习近平总书记对我国选手在第 45届世界技能大赛上取得佳绩作出重要指示，并强调，劳动者素质对一个国家、一个民族发展至关重要。技术工人队伍是支撑中国制造、中国创造的重要基础，对推动经济高质量发展具有重要作用。要健全技能人才培养、使用、评价、激励制度，大力发展技工教育，大规模开展职业技能培训，加快培养大批高素质劳动者和技术技能人才。要在全社会弘扬精益求精的工匠精神，激励广大青年走技能成才、技能报国之路。

　　为充分借鉴世界技能大赛先进理念、技术标准和评价体系，突出"高、精、尖、缺"导向，促进技工教育与世界先进标准接轨，完善我国技能人才培养模式，全面提升技能人才培养质量，人力资源社会保障部于2019 年 4 月启动了世界技能大赛成果转化工作。根据成果转化工作方案，成立了由世界技能大赛中国集训基地、一体化课改学校，以及竞赛项目中国技术指导专家、企业专家、出版集团资深编辑组成的对接世界技能大赛技术标准深化专业课程改革工作小组，按照创新开发新专业、升级改造传统专业、深化一体化专业课程改革三种对接转化原则，以专业培养目标对接职业描述、专业课程对接世界技能标准、课程考核与评价对接评分方案等多种操作模式和路径，同时融入健康与安全、绿色与环保及可持续发展理念，开发与世界技能大赛项目对接的专业人才培养方案、教材及配套教学资源。首批对接 19 个世界技能大赛项目共 12 个专业的成果将于 2020—2021 年陆续出版，主要用于技工院校日常专业教学工作中，充分发挥世界技能大赛成果转化对技工院校技能人才的引领示范作用。在总结经验及调研的基础上选择新的对接项目，陆续启动第二批等世界技能大赛成果转化工作。

希望全国技工院校将对接世界技能大赛技术标准创新系列教材，作为深化专业课程建设、创新人才培养模式、提高人才培养质量的重要抓手，进一步推动教学改革，坚持高端引领，促进内涵发展，提升办学质量，为加快培养高水平的技能人才作出新的更大贡献！

2020 年 11 月

前　言

我国卫生健康事业自改革开放以来获得了长足发展，但照护体系特别是长期照护体系的建设还处于起步阶段，从业人员结构不完整，缺乏提供非侵入性护理和康复服务的高素质人才，健康服务供给总体不足与需求不断增长之间的矛盾依然突出。

为此，2016 年国务院印发《"健康中国 2030"规划纲要》，明确提出，到 2020 年，健康服务业总规模超过八万亿，到 2030 年达十六万亿；党的十九大将"实施健康中国战略"纳入国家整体发展战略统筹推进，提出"优化健康服务"；2019 年国务院印发《关于实施健康中国行动的意见》，强调要"加强公共卫生体系建设和人才培养"。按照党中央的要求，人力资源社会保障部围绕"实施健康中国战略"进行了一系列部署，发布了"健康照护师"新职业，《全国技工院校专业目录》增补了"健康与社会照护专业"，出台了《康养职业技能培训计划》。这一系列举措的最终目的是：培养造就大批高素质健康与社会照护职业人才，解决我国"一老一小"健康照护的痛点难题；降低慢性病患者、老年人住院频率，缓解医疗资源紧张的现状；充分满足人民群众日益增长的美好生活需求，增强人民群众的幸福感、获得感。

为贯彻落实中央精神和国家政策，满足社会发展和职业教育不断发展的需要，人力资源社会保障部教材办公室组织世界技能大赛中国技术指导专家、行业企业专家、教学专家等，以世界技能大赛健康和社会照护项目技术文件、健康照护师职业任务、学生毕业后从事岗位的能力需求等为依据，开发了全国职业院校健康与社会照护专业教材。

本套教材着重培养学生的基础能力、照护能力、康复保健能力和管理协调能力，重视人文关怀和心理疏导，强调教材内容的针对性和实用性，做到学为所用、用以促学、学用结合。在教材内容的组织上，部分采用了任务驱动教学法的编写思路，结合具体实例，讲解完成任务所需要的相关知识，介绍完成任务的步骤和注意事项，以引导学生运用所学知识分析和解决实际问题。在教材的表现形式上，注重图片、表格及色彩的运用，增强教材的趣味性和可读性。在教材编写的同时，开发了与教材配套的电子课件。电子课件可登录中国技工教育网（http://jg.class.com.cn），搜索相应的书目，在相关资源中下载。部分教材使用了二维码技术，针对教材中的教学重点和难点制作了演示视频，学生使用移动终端扫描二维码即可在线观看相应内容。

本套教材的编写得到了有关学校的大力支持，教材编审人员做了大量的工作，在此我们表示衷心的感谢！同时，恳切希望广大读者对教材提出宝贵的意见和建议。

人力资源社会保障部教材办公室

目　录

模块五　小儿推拿

模块六　刮痧与拔罐

模块一
推拿基础知识

推拿起源于生产劳动和生活实践活动。从总体上说，推拿手法技术的发展经历了由少渐多、由简而繁、由自发到自觉，由单纯使用手推拿到利用肢体其他部位或借助器械操作，由纯手法治疗到借助药物介质提高临床疗效，由笼统的成人推拿到出现小儿推拿、伤科推拿、内科推拿等并自成体系，由分散的、不系统的民间手法到形成各具特色的不同推拿流派，其适应范围也相应由殷商时期治疗腹疾发展到治疗内、外、妇、儿等多科疾病。

➕ 学习目标

◆ 掌握推拿的作用原理。

◆ 掌握推拿手法的基本要求。

◆ 了解推拿操作的体位，并能在操作时灵活使用。

◆ 熟悉推拿的适应证与禁忌证。

推拿又称按摩，是指施术者用手或肢体的其他部位，按照一定的技术要求和规范化的动作在推拿对象体表操作的方法，是通过手法的施治来防治疾病的中医外治法。

一、推拿的作用原理

1. 推拿调整脏腑功能的作用原理

（1）平衡阴阳

中医用阴阳来解释人体的组织结构、生理功能、病理变化等，并指导临床诊断与治疗。推拿治病应遵循"谨察阴阳所在而调之，以平为期"（《黄帝内经》）的原则，根据辨证分型，施术者采用或轻、或重、或缓、或急、或刚、或柔等不同刺激量的手法，使虚者补之、实者泻之，热者寒之、寒者热之，壅滞者通之、结聚者散之，邪在皮毛者汗而发之、病在半表半里者和而解之，以改变人体内部阴阳失调的病理状态，恢复阴阳的相对平衡，从而达到"阴平阳秘"的健康状态。

 知识拓展

补 虚 泻 实

补虚泻实即补充人体正气和排除有余邪气，它是传统中医的基本治疗原则。推拿补泻的对象是人体或脏腑的功能状态。属于补的推拿具有升阳、兴奋或营养机体、促进脏腑生理功能等作用，属于泻的推拿具有降温、抑制脏腑生理功能、祛除外邪、调畅气机等作用。

推拿的补泻作用与以下几方面因素有关：

1）轻重　轻重是指用力大小。同一手法在操作时，用力轻为补法，用力重则为泻法。

2）频率　频率是指施术者运用手法的速度。一般认为，手法频率快为泻法，手法频率慢为补法。

3）时间　推拿必须持续一定的时间才能达到相应的疗效。关于推拿时间与补泻的关系，学术上有"推拿时间长为补法，而推拿时间短为泻法"之说。

4）顺逆　顺逆是指推拿操作趋势与传统经络的关系。一般认为，顺（随）其经脉走行方向操作为补法，逆（迎）其经脉走行方向操作为泻法。

5）方向　推拿讲求方向。方向有别，补泻各异。一般认为，操作时方向向上、向内、向左、向心等多为补法；反之，向下、向外、向右、离心等多为泻法。

（2）调理脏腑

推拿手法作用于人体体表的相应经络腧穴，可以改善脏腑功能，增强抗病能力。

2. 推拿对筋的作用原理

推拿治疗伤筋历史悠久、优势明显、疗效良好，具有理筋整复、活血化瘀、舒筋解痉、滑利关节、通络止痛等作用。

（1）理筋整复

理筋整复是推拿治疗伤筋的特色所在。所谓筋断、筋走、筋翻、筋转等，都是筋离开了正常位置，即筋出巢。理筋整复就是针对筋出巢和骨错缝而设，即纠正筋、骨的解剖位置异常。当损伤发生以后，施术者于损伤部位，通过细心触摸，了解病损部位的形态、位置变化，以确定损伤的性质，再确定伤筋的治疗措施。

（2）活血化瘀

瘀血贯穿伤筋的整个过程。初期由于脉络破损、血溢脉外而产生瘀血与肿胀；后期因痉挛压迫、痿废不用、气滞不行而血瘀；还因有伤就有寒，血得寒而涩，产生瘀血。活血化瘀即针对各种瘀血情况进行调治。

1）血得热则行　推拿手法在体表操作，局部温度上升，产生热效应，热能逐渐渗透，温煦脏腑、筋脉、肌肉，从而加速气血运行而化瘀。

2）通经络、利血脉　经络是人体运行气血的通道，损伤之后，经络因肿胀压迫或痉挛拘急必然不通。"不通则痛"是中医疼痛的基础。推拿通过推穴道、走经络使经络通畅，通过消除肿胀解除其对经络的压迫，通过缓急解痉使经脉得以伸展，从而有效地消除瘀血。

3）调脏腑、畅气机　心主血脉，肺主治节，脾统血，肝藏血，肾藏精，精血互化。五脏与皮毛、肌肉、筋、脉、骨等五体相连。通过推拿，作用于五体，感之于五脏，五脏调和，瘀血当去；或直接作用于相应脏腑，补虚泻实，由内达外，气血旺盛，运行畅通，瘀血自无留滞之患。

（3）舒筋解痉

损伤发生时，在疼痛的刺激下，人体软组织将本能地产生收缩，立即处于紧张、痉挛状态，从而迅速脱离损伤源。同时通过痉挛，减少肢体活动，避免牵拉，有利于保护机体，从而使局部得以休息而自愈。但长期或过度的紧张与痉挛会影响局部供血，还会造成粘连和功能障碍，这也是疼痛产生的重要原因之一。

舒筋解痉是针对紧张与痉挛这一病理而设。推拿是解除肌肉紧张、痉挛的有效方法。推拿不但可以直接放松肌肉，而且能解除引起肌肉紧张的内在因素，做到标本兼治。

推拿治标即直接放松肌肉，主要通过：①局部产热与促进循环，使痉挛的肌肉得以舒张而解痉；②在适当的刺激下，提高局部组织痛阈，从而减轻疼痛，消除"痉挛→疼痛→痉挛"这一恶性循环而解痉；③直接运用拨法或运动关节手法将紧张或痉挛的肌肉在生理范围内充分拉长，以放松肌肉。

推拿治本表现在：①通过调整气血，使损伤部位的血液循环重建，加强损伤组织的血液循环，促进组织修复；②在加强血液循环的基础上，促进血肿、水肿、无菌性炎症的吸收，保持经脉畅通，通则不痛；③长期的推拿使局部组织痛阈持续升高，从而对损伤与疼痛产生明显的抵抗力，避免收缩或过度收缩；④通过拨法和运动关节手法，可松解粘连、滑利关节，增强肌肉的延展性，降低肌肉的黏滞性，从而使之恢复原有功能。

（4）滑利关节

滑利关节即增加关节运动的幅度和灵敏度。滑利关节是推拿之所长。推拿助"动"有三大机理：①推拿为关节的各种运动形式设计了相应的手法，如拔伸法使关节沿纵轴牵拉，扳法使关节瞬间旋转或曲折，摇法使关节环转等，均能有效地扩大关节的运动范围，且手法运动较器械更灵活、更有针对性；②通过对相关肌肉群的推拿，松解粘连，这样既有利于增强运动肌肉的肌力，又有利于减少拮抗肌肉的阻力，从而增大关节的活动范围；③推拿练功神形兼备、动静结合，通过主动运动而改善关节的运动状态。

（5）通络止痛

经络是经脉和络脉的总称，是人体联络、运输和传导的体系。经者径也，为人身主干；络者细小分支，网络也。传统中医认为，经络不通是疼痛发生的根源和基础，因此临床镇痛首先必须强调疏通经络。

止痛是治标，疏通经络则是治本。通络应根据具体病情，有针对性地采取措施。一般而言，推拿多以经穴为重点。沿经脉走行顺经推捋，可畅通气血；按压与放松交替作用于经络，可改变经气的运行状态；运动关节可导引而行气血；点按穴位，局部疏通经络；摩擦皮肤，温经散寒而通络；揉法，活血缓急而止痛。这些都是临床通络止痛的常用方法。

3. 推拿的其他作用原理

推拿不仅可以治疗慢性疾病，还被用于各科急症的抢救，如醒脑开窍、开喉通膈。推拿作为一种副作用甚少的外治法，有很好的养生保健、预防疾病等作用。另外，很多面部推拿操作可用于面部美容。但是，推拿更强调面部五官与五脏的关系，强调通过调整全身而对面部产生由内而外的美容作用。

二、推拿手法的基本要求

推拿手法的种类有很多，每种手法都有各自的操作要求与要领。

1. 软组织手法的基本要求

（1）持久

持久是指手法能够严格按照技术要求和操作规范，根据治疗需要持续操作一段时间。持久有两层含义，一层含义是指在治疗中必须根据病情需要确定治疗总时间，使手法的作用力达到一定的量；另一层含义是指治疗的每一种手法需持续作用一定的时间，不可变换太频繁。研究表明：擦法的最佳推拿时间为5分钟，如低于5分钟则不会达到最佳效果。故临床应用手法时必须根据现代手法研究，科学组合手法，用最少的体力和最简洁的手法组合取得最佳疗效。

（2）有力

有力主要是指手法须有一定的力量，在临床具体应用时需根据受术者的年龄、体质、病情及季节等情况灵活把握。施术者需根据需要确定治疗的力度，并且要注意在治疗过程中合理分配体力。

（3）均匀

均匀包括手法的力度和频率两个方面。推拿要求在治疗中手法的力度须均匀，不可忽轻忽重。另外，推拿要求在施行治疗时同一手法的频率要保持一致，不可忽快忽慢。

（4）柔和

柔和是指手法作用于治疗部位既要有明显的得气感，又要使受术者有舒适轻快的感觉。而这一基本要求主要是指手法必须熟练、变换自如。只有勤练手法，领会每一种手法的动作要领，才能真正做到"熟能生巧，巧能生变"。

（5）深透

深透是指手法的作用力须达到病变部位。这一点除了要求施术者须勤练手法外，还告诫施术者须做推拿练功，并且在手法操作过程中要全神贯注，做到"意到、气到、力到"。

2. 骨关节手法的基本要求

骨关节手法即运动关节类手法，其在操作上有特殊性，基本要求可以概括为"稳、准、巧、快"四个字。

（1）稳

稳即稳重。要求操作时平稳自然、因势利导，要在规定与允许的范围内动作，避免生硬粗暴。稳还体现了手法的安全性原则，不做无把握的运动关节类手法，不滥用手法，不盲目施术。

（2）准

准包括手法术式的准确和作用部位的精准，即选择手法要有针对性，定位要准。任何关节都有两个面，要使关节运动，必须固定关节的一个面，让另一个面运动。尤其是脊柱的某一节段涉及多个关节，每一关节的解剖结构和运动程度均不同，这就要求施术者在设计与运用手法的时候精确地作用到目标关节。

（3）巧

巧就是轻巧、灵巧的意思。施术者控制关节被动运动操作的力量宜轻不宜重，适可而止，以巧制胜，不可使用蛮力。运用巧力才能"四两拨千斤"，才能省力并自护。用好"巧"是运动关节类手法的基本功。只有经过刻苦训练，才能真正达到"机触于外，巧生于内"的境界。

（4）快

推扳动作用力时要突发，有控制地加力，疾发疾收，即用所谓的"寸劲"。发力路线不可过长，发力时间应控制在 0.1 ~ 0.2 秒之间。推扳动作完成后应立即将该关节放松，恢复到无痛的位置。

三、推拿的操作体位

推拿的操作体位是指在推拿手法的临床应用过程中，根据受术者的病情和所选择的治疗部位以及所运用的手法，施术者和受术者各自选择一个恰当的体位与姿势：一方面，使受术者肌肉充分放松，确保能接受较长时间治疗；另一方面，有利于施术者发力和持久操作，以充分发挥手法的治疗作用。

1. 受术者体位

（1）仰卧位

受术者头下垫薄枕，仰面而卧，肌肉放松，呼吸自然，双下肢伸直，上肢自然置于身体两侧；也可根据治疗需要，上肢或下肢采取外展、内收、屈曲位等。在头面、胸腹及四肢前侧等部位施用手法时常采取此体位。

（2）俯卧位

受术者腹侧向下、背面向上而卧，头转向一侧或向下，下垫薄枕，或面部向下位于推拿床的呼吸孔处，上肢自然置于身体两旁或屈肘向上置于头部两侧，双下肢伸直，肌肉放松，呼吸自然。在肩背、腰臀及下肢后侧施用手法时常采用此体位。

（3）侧卧位

受术者侧向而卧，双下肢均屈曲位，或上侧下肢屈曲、下侧下肢伸直。在臀部及下肢外侧施用手法时常采用此体位，施侧卧位腰部斜扳法时也采用此体位。

（4）端坐位

受术者端正而坐，肌肉放松，呼吸自然，其所坐凳子的高度最好与腘窝至足跟的距离相等。在头面、颈项、肩及上背部施用手法时常采用此体位。

（5）俯坐位

受术者端坐后，上身前倾，略低头，两肘屈曲支撑于膝上或两臂置于桌（或椅背）上，肩背部肌肉放松，呼吸自然。在项、肩部及上背部施用手法时常用此体位。

（6）站立位

内功推拿流派主张受术者在接受推拿手法治疗前要先站桩练功，在特殊的练功体位下接受擦法、棒击法等推拿手法治疗。

（7）悬吊位或倒悬位

悬吊位是指双手抓住吊杆使身体悬垂，倒悬位是指足高头低悬吊。这是两种比较特殊的推拿操作体位，有助于拉开腰椎等脊柱关节间隙，适用于腰椎间盘突出症等疾病的治疗。

2. 施术者体位

施术者根据受术者被操作的部位与体位及所选用的手法，选择合适的位置、步态与姿势，从而有利于手法操作技术的运用。

一般来说，当受术者取坐位，施术者在其头面、颈肩、上背部及上肢使用㨰法、一指禅推法、拿法等手法操作时，施术者应选用站立位，取丁字步或站势（双脚分开，与肩等宽）。当受术者取仰卧位，施术者在其面部、胸腹部或大腿前侧、小腿前外侧使用一指禅推法、一指禅偏峰推法、掌振法等手法操作时，施术者应选用坐位，面向其头侧；施术者在受术者大腿、小腿前外侧使用㨰法操作时，施术者应取站位。当受术者取俯卧位，施术者在其腰背部、臀部、下肢后侧使用㨰法操作时，施术者应选用站位，使用一指禅推法操作时也可选用坐位。在施术过程中，施术者要含胸拔背、收腹蓄臀、自然呼吸，切忌屏气；要全神贯注、思想集中、从容沉着，不要左顾右盼、心不在焉，要做到意到手到。此外，施术者的体位与姿势应根据手法操作的需要随时做相应的调整、变换，要进退自如、转侧灵活，以保证施术过程中全身各部位的动作协调一致。

四、推拿的适应证与禁忌证

1. 适应证

推拿的应用范围很广泛，涉及骨伤、内、外、妇、儿、五官等科疾病，除了健康人群的保健外，还适用于亚健康人群的多种症状，广泛用于养生、美容、美体、减肥、戒烟等方面。

（1）骨伤科疾病

各种扭挫伤、关节脱位、颈椎病、落枕、急性腰扭伤、慢性腰肌劳损、胸胁岔气、椎间盘突出症、踝关节扭伤、风湿性关节炎、肩周炎、骨折后遗症等。

（2）内科疾病

感冒、头痛、胃脘痛、便秘、腹泻、高血压、中风后遗症、眩晕、失眠、冠心病、糖尿病等。

（3）外科疾病

乳痈初期、褥疮、术后肠粘连等。

（4）妇科疾病

月经不调、痛经、闭经、慢性盆腔炎、乳腺小叶增生、妇女更年期综合征等。

（5）儿科疾病

脑性瘫痪、小儿麻痹后遗症、小儿肌性斜颈、发热、惊风、咳嗽、百日咳、腹泻、呕吐、消化不良等。

（6）五官科疾病

近视、视神经萎缩、慢性鼻炎、慢性咽炎、咽喉痛、耳鸣、耳聋等。

2. 禁忌证

（1）严重皮肤病、烧伤、烫伤或皮肤破溃者。

（2）年老体虚、极度衰弱，经不起轻微手法作用者。

（3）骨折或怀疑骨折者。

（4）某些严重疾病患者，如心脏病、恶性肿瘤、脓毒血症等患者。

（5）妇女妊娠期和月经期均不宜在腹部、腰骶部及臀部推拿。

（6）某些急性传染病、精神病患者，极度疲劳、醉酒后神志不清及发烧者。

（7）某些感染性疾病患者，如骨髓炎、化脓性关节炎、脑脓肿等患者。

（8）各种出血症患者，如外伤出血、便血、尿血等患者。

（9）某些急性损伤患者，如脑或中枢神经的急性损伤、急性脊柱损伤、骨折早期、截瘫初期、皮肤破裂等患者。

五、推拿的注意事项

1. 施术者要经常修剪指甲，不能佩戴饰品，以免操作时伤及受术者皮肤。

2. 治疗室要光线充足、通风保暖。

3. 除少数直接接触皮肤的手法（如擦法、推法）和美容美体等外，治疗时要用推拿治疗巾覆盖治疗部位。小儿推拿要使用介质，以保护皮肤。

4. 对于过饥、过饱、酒后、怒后及剧烈运动后的人，一般不可立即施以推拿治疗。

5. 推拿的一个疗程以 10 ~ 15 次为宜，隔日或每日 1 次，疗程间宜间隔 3 ~ 5 日。

6. 治疗过程中应随时观察受术者对手法治疗的反应，若有不适，应及时进行调整，以防发生意外。

模块二
推拿基本手法

推拿基本手法也称单式手法，是指以单一的动作为
基本结构单元的手法，是推拿治疗、保健的基础。本模块
主要介绍二十四种基本手法，根据对人体操作的部位及其
力学特征、手法的运动形态分为摆动类、摩擦类、挤压类、
叩击类、振动类和运动关节类六类。

课题一
摆动类手法

学习目标

◆ 了解摆动类手法的定义、分类和临床应用。

◆ 掌握摆动类手法的操作要领及技能。

◆ 能够熟练地将摆动类手法应用于适用部位。

摆动类手法是指通过前臂有节律的连续摆动，来回往复地作用于体表受术部位的一类手法，主要包括一指禅推法、一指禅偏峰推法、滚法和揉法四种。

一、一指禅推法

以拇指指端或指腹为着力点，通过前臂有节律的主动摆动，带动拇指反复运动，使产生的力连续不断地作用于受术部位的手法，称为一指禅推法。本法是一指禅推拿流派的代表性手法。

1. 操作术式

施术者取端坐位或直立位，手握空拳，拇指自然伸直，以拇指指端或指腹着力于受术部位，通过前臂和腕关节的摆动，带动拇指关节做屈伸运动，将产生的力持续不断地作用于受术部位。也可双手同时操作。

以指腹为着力点施术的一指禅推法，适合拇指指骨间关节弯曲者（图 2-1-1）；以指端为着力点施术的一指禅推法，适合拇指较挺直者（图 2-1-2）。此法接触面较小，局部压强较大，有拇指指间关节屈伸和拇指指间关节不屈伸两种操作。拇指指间关节屈伸式一指禅推法操作时指间关节跟随腕关节的摆动而做屈伸运动；相反，拇指指间关节不屈伸式一指禅推法操作时拇指自然伸直，指间关节不做屈伸运动。实际可根据各自手指生理情况选择适宜的操作方法。

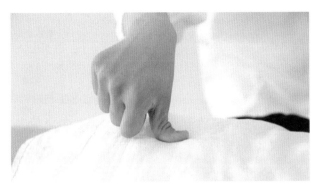

图 2-1-1

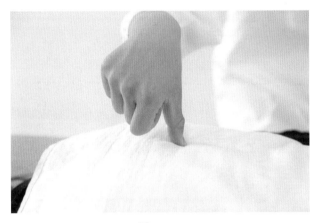

图 2-1-2

2. 操作要领

（1）沉肩

肩关节自然放松下沉，不要耸起用力，腋下以能容一拳为宜。

（2）垂肘

上肢肌肉放松，肘部自然下垂，屈曲 90° ~ 120°，肘关节略低于腕关节。

（3）悬腕

手腕自然垂曲，在腕关节生理活动范围内尽可能屈曲 90°，腕关节桡侧略高于尺侧。

（4）掌虚

除大拇指以外的其余四指及手掌均要放松，自然弯曲，不可使劲握拳。

（5）指实

拇指指端或指腹要着实吸定于被操作部位，不能离开或来回摩擦。

（6）紧推慢移

一指禅推法的频率较快，每分钟 120 ~ 160 次，而治疗的点要缓慢移动。

3. 注意事项

（1）坐式操作时腰部以上挺直，含胸拔背。站式操作时应取丁字步。

（2）初期应在米袋上操作练习，待熟练基本技能后再在人体上进行操作练习。

4. 临床应用

此法着力点集中，有较强的渗透力，可应用于全身各经络腧穴，可谓"循经络、推穴位"。临床中适用于颈项部、胸腹部、四肢关节等部位，具有疏经通络、活血化瘀、醒脑开窍、调节脏腑功能等作用，广泛应用于头痛、失眠、面瘫、颈椎病、胃脘痛等内、外、妇、儿等各科病症。

 知识拓展

蝴蝶双飞：一指禅推法双手同时进行协调操作，称为一指禅推法的"蝴蝶双飞"。操作时可双手交替摆动，也可对称摆动（图 2-1-3）。多应用于风池穴和面部。

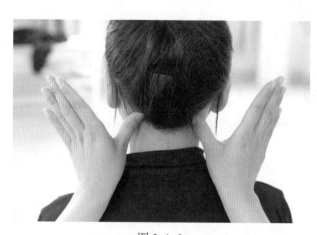

图 2-1-3

缠法：一指禅推法、一指禅偏峰推法频率每分钟达 220 次以上称为缠法。缠法力较一指禅推法更集中，易于渗透，常治疗扁桃体发炎、食积等实热证。

跪推法：以拇指指间关节背部桡侧面为着力点（图 2-1-4a）或以屈曲食指抵住拇指末节指腹以增加压力（图 2-1-4b）。跪推法易于吸定，刚劲有力，多应用于项部和骨缝小关节。

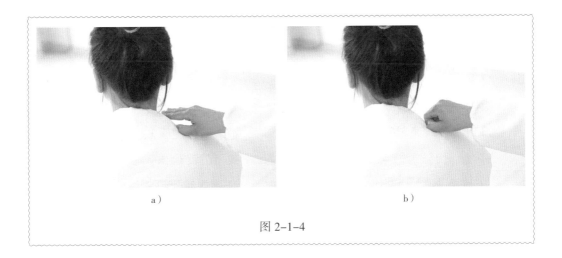

a)　　　　　　　　　　　b)

图 2-1-4

二、一指禅偏峰推法

以拇指末节桡侧缘即少商穴部位为着力点，做前臂有节律性内外摆动，带动拇指反复运动，使产生的力连续不断地作用于受术部位的手法，称为一指禅偏峰推法。

1. 操作术式

施术者取端坐位或直立位，腕关节伸直或略屈，拇指伸直并稍内收，以拇指桡侧缘偏峰为着力点作用于受术部位，其余四指放松，自然伸直成散手状。动作与一指禅推法一样，通过前臂和腕关节的摆动，带动拇指关节做屈伸运动，使拇指桡侧缘偏峰在受术部位做持续、柔和的内外、节律性摆动（图 2-1-5）。

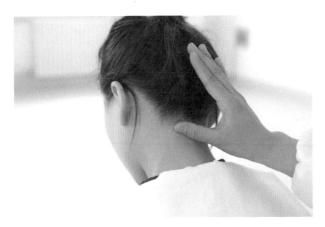

图 2-1-5

2. 操作要领

（1）动作要领同一指禅推法，沉肩、垂肘、悬腕、紧推慢移。

（2）操作时前臂和腕关节不用主动用力，保持充分放松。

（3）腕关节放松，随前臂摆动同时做内外摆动，以使产生的力作用到受术部位。

（4）操作频率为 120 ～ 160 次 / 分钟。

3. 注意事项

（1）坐式操作时腰部以上挺直，含胸拔背。站式操作时应取丁字步。

（2）操作时，着力点应吸定于受术部位，不得产生滑动或摩擦。

（3）若操作者拇指指间关节背伸幅度较大，在操作时可稍微屈曲指间关节，以免因着力面积过大而影响移动。

（4）操作练习时第一阶段仍是米袋练习，可先进行定点练习，待熟练后再进行直线练习、人体练习等。

4. 临床应用

一指禅偏峰推法是一指禅流派中使用较多的一种轻刺激手法，是在一指禅推法的基础上衍生出来的。其着力面积较大，动作轻快、柔和，适宜在胸腹部、头面部及损伤红肿处与疮痈初起时使用，具有安神醒脑、活血化瘀、宽胸理气、健脾和胃等功效，主治头痛、失眠、口眼歪斜、面肌痉挛、近视、高血压、三叉神经痛等病症。

三、㨰法

以第五掌指关节背面为着力点吸定于受术部位，通过前臂旋转和腕关节屈伸运动做节律性往返㨰动的手法，称为㨰法。

1. 操作术式

施术者取站位，拇指自然伸直，其余四指自然屈曲，以第五掌指关节背侧或小鱼际尺侧缘为着力点吸附于受术部位，沉肩，以肘关节为支点，前臂做主动推旋，带动腕关节做较大幅度的屈伸运动，使手背近尺侧部（包括中指、环指、小指的掌指关节背面）在受术部位做持续不断的往返㨰动（图 2-1-6）。

2. 操作要领

（1）操作频率为 120 ～ 160 次 / 分钟。

（2）本法由腕关节的屈伸和前臂的旋转两个运动构成。这两个运动在中指、环指、小指的掌指关节背面和小鱼际尺侧这两条轴线上完成。两条轴线的交点即第五掌指关节背侧，为本法的吸定点，也是本法回㨰时的接触面；而两条轴线在手背形成的三角形区域为本法前㨰时的接触部位。

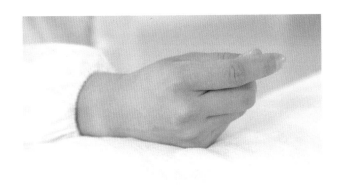

图 2-1-6

（3）沉肩，肩部自然放松下垂，不可耸肩，肩关节可略前倾、外展。

（4）腕关节屈伸幅度较大，屈腕可达 60°～80°，伸腕可达 30°～40°。

（5）站立位操作时上身前倾约 30°，用一侧手操作时可将同侧脚前迈一步呈弓步。可通过调整身体姿势来调整用力大小。

（6）操作时动作协调连贯，有节奏感，压力适中，频率、幅度均匀。

（7）往返㨰动都要用力，前㨰出和回㨰来用力大小的比例约为 3：1。

3. 注意事项

（1）操作时着力部位吸定于受术者体表，不可拖动和跳动。

（2）应尽量避免手背掌指关节的骨突处用力作用在脊椎棘突或其他部位关节的骨突处，以免产生疼痛。

（3）操作时应尽可能增大腕关节的屈伸幅度，以免出现由于腕关节屈伸幅度不够，手背部的接触面积小，使手法刺激过于生硬、不够柔和的错误术式。同时应控制好腕关节的屈伸运动，避免腕关节过度屈伸出现折刀样的突变动作，造成跳动感。

4. 临床应用

㨰法接触体表的面积较大，手法平和、舒适，适用于颈项部、肩背部、腰臀部和四肢等肌肉较丰厚的部位，而头面部、胸腹部等使用较少。㨰法具有舒筋通络、解痉止痛、活血祛瘀、滑利关节等功效，既是防治颈椎病、肩周炎、腰椎间盘突出症、各种运动损伤、运动后疲劳、偏瘫、截瘫等疾病的常用手法，又是推拿保健的重要手法。

知识拓展

　　指骨间关节㨰法（或称握拳㨰法）：施术者握空拳，用食指、中指、环指和小指近端指骨间关节背面吸定于受术部位，沉肩，以肘关节为支点，腕关节放松，前臂主动摆动，带动腕关节做屈伸运动，形成内外摆动的手法，动作原理同㨰法（图 2-1-7），频率为 120 ~ 160 次 / 分钟。此法具有疏通经络、解痉止痛的作用，主要适用于头顶部、颈项部和腹部，可治疗头痛、失眠、偏瘫、慢性疲劳综合征、颈椎病等症。

　　加压㨰法：在㨰法的基础上，借用另一手辅助加压在操作手的腕关节上，使㨰法作用力更加深透，增加刺激量（图 2-1-8）。此法适用于体形较大的实证受术者，可根据受术者受力程度来选择手法。

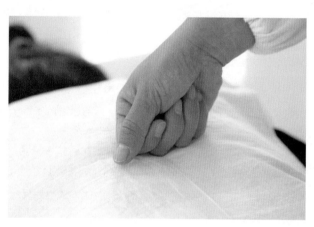

图 2-1-7

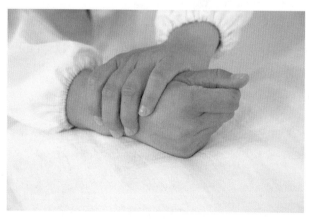

图 2-1-8

四、揉法

以手指、手掌等部位为着力点，吸定于受术部位，做有节律的环旋或摆动运动，并带动皮下组织一起运动的手法，称为揉法。揉法主要包括指揉法、掌揉法、鱼际揉法和前臂揉法。

1. 操作术式

（1）指揉法

施术者取端坐位或直立位，沉肩，腕关节放松，呈微屈或水平状，以指腹为着力点吸定于受术部位，以肘关节为支点，做轻柔的小幅度环旋运动，并带动受术部位的皮下组织一起运动。根据着力部位不同，指揉法可分为拇指揉法（图 2-1-9），中指揉法（图 2-1-10），以及食指、中指着力的二指揉法（图 2-1-11）。

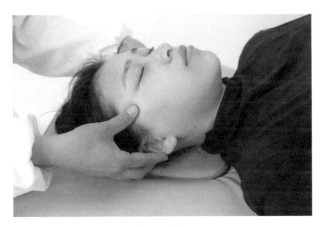

图 2-1-9

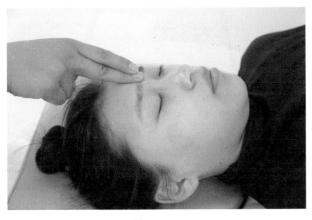

图 2-1-10

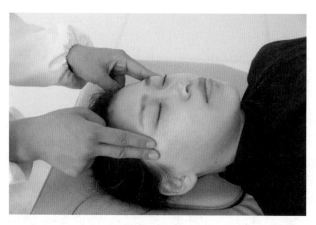

图 2-1-11

（2）掌揉法

施术者取端坐位或直立位，沉肩，以手掌或掌根为着力点吸定于受术部位，以肘关节为支点，做轻柔缓和的小幅度环旋揉动，并带动皮下组织一起揉动，使产生的力持续作用于受术部位。在以掌根为着力点进行操作时，掌根部需稍用力下压（图 2-1-12）。也可以一手掌叠加于另一手背之上做掌揉法，称为叠掌揉法（图 2-1-13）。

（3）鱼际揉法

施术者取端坐位或直立位，沉肩、垂肘，腕关节放松，呈微屈或水平状，拇指略内收，其余四指自然放松、稍屈曲，以大鱼际为着力点吸定于受术部位，以肘关节为支点，前臂做主动连续摆动，通过鱼际带动受术部位的皮下组织一起揉动（图 2-1-14）。

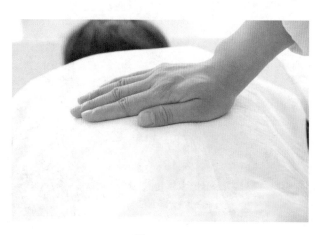

图 2-1-12

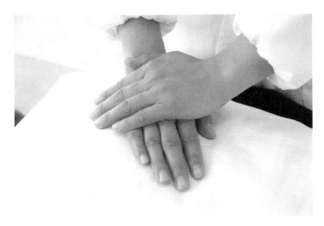

图 2-1-13

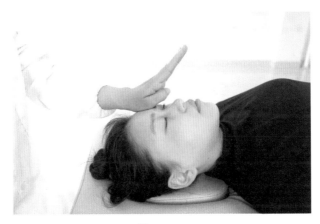

图 2-1-14

（4）前臂揉法

施术者以前臂尺侧的上 1/3 部位（近肘部）为着力点吸定于受术部位，以肩关节为支点，上臂带动前臂做环旋揉动，通过前臂尺侧带动受术部位皮下组织一起揉动（图 2-1-15）。此法又称臂揉法或膊揉法。

2. 操作要领

（1）操作频率一般为 120 ~ 160 次 / 分钟。指揉面部、鱼际揉胃脘部时应酌情降低频率，而前臂揉法频率为 100 次 / 分钟。

（2）揉法操作时要求吸定于受术体表，同时带动受术部位的皮下组织一起揉动，避免产生体表摩擦。

（3）揉法操作时腕关节自然放松，不可背伸。注意指揉法操作时腕关节应适当保持一定的紧张度。

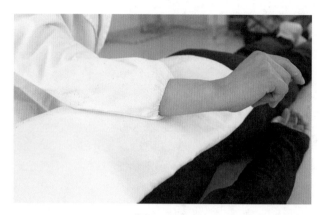

图 2-1-15

（4）揉法进行部位的移动时，要求做到"紧揉慢移"，不可遗漏部位，动作要连贯。

（5）揉法操作时一般要求动作平稳、和缓而有节律。

3. 注意事项

（1）进行揉法操作时注意保持频率一致，避免过快而渗透性不强。

（2）刺激量的大小可根据受术者情况而定，切忌使用蛮力。

4. 临床应用

揉法具有疏通经络、行气止痛、宁心安神、理气活血、健脾和胃等功效。指揉法着力面积小，刺激量较集中，多用于腧穴或压痛点，同时也是小儿推拿中的常用手法。掌揉法着力面积大，渗透性强，适用于腰背部、下肢等面积较大者。鱼际揉法刺激较柔和，适用于头面部、四肢关节等部位。前臂揉法刺激量较大，适用于肩部、腰背部、臀部等肌肉丰厚处。

揉法治疗疾病范围较广，可用于治疗头痛、眩晕、耳鸣、失眠、焦虑等头面部症状，胸闷胁痛、脘腹胀痛、便秘、泄泻等胸腹部疾患，颈肩腰背部、四肢关节部位的软组织损伤、肿痛、肌肉酸痛等，也常用于小儿推拿和美容。

 知识拓展

根据运动形态不同，鱼际揉法可分为摆动式鱼际揉法和环旋式鱼际揉法两种。其中摆动式鱼际揉法属于摆动类手法，其他揉法不强调摆动。摆动式鱼际揉法的操作可以很好地练习手腕的灵活性，因此可以作为初期练习的训练手法，为一指禅偏峰推法、㨰法、摩法的练习奠定基础。

课题二
摩擦类手法

+ **学习目标**

◆ 了解摩擦类手法的定义、分类和临床应用。

◆ 掌握摩擦类手法的操作要领及技能。

◆ 能够熟练地将摩擦类手法应用于适用部位。

摩擦类手法是指以手的不同部位或前臂在人的体表做直线、弧线或环旋移动的一类手法，主要包括摩法、推法、擦法和抹法。

一、摩法

用手指或手掌在体表做环形摩动的手法称为摩法，主要包括指摩法和掌摩法两种。

1. 操作术式

（1）指摩法

施术者取端坐位或直立位，腕关节放松略屈曲，以手指指面为着力点作用于受术部位，手指自然伸直、并拢，沉肩、垂肘，以肘关节为支点，手指在体表做环形摩动。具体操作时可以分别用拇指、食指、中指的单指摩法（图2-2-1），食指、中指、环指三指并拢的三指摩法（图2-2-2），及食指、中指、环指、小指四指并拢的四指摩法（图2-2-3）。

（2）掌摩法

施术者取端坐位或直立位，以手掌掌面为着力点作用于受术部位，腕关节放松略背伸，手掌自然伸直，沉肩，以肩、肘关节的主动运动带动手掌做环形摩动（图2-2-4）。操作时也可以根据受术部位不同分别用掌面、大鱼际、小鱼际及掌根部位施术。

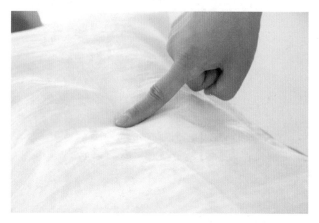

图 2-2-1

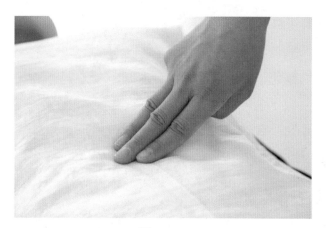

图 2-2-2

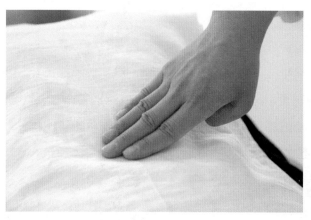

图 2-2-3

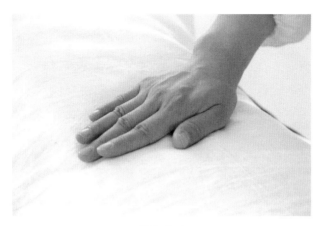

图 2-2-4

2. 操作要领

（1）指摩法的操作频率约为 120 次 / 分钟，掌摩法的操作频率约为 100 次 / 分钟。

（2）摩法操作时速度要均匀，不宜过快，力度适中。

（3）指摩法操作时腕关节要保持一定的紧张度，掌摩法操作时腕关节要放松。

3. 注意事项

（1）摩法操作时可根据是否直接接触皮肤来使用推拿介质，避免出现皮肤破损等意外。

（2）摩法是在受术者体表做环形运动，不需带动皮下组织。

（3）不同的摩动方向可以起到不同的治疗作用，一般"顺摩为补，逆摩为泻"，故虚证应进行顺时针摩动，实证应进行逆时针摩动。

4. 临床应用

摩法柔和舒缓，适用于全身各部位，以面部、胸部、腹部为常用，尤其是腹部最为常用。临床主要用于治疗腹部胀满、消化不良、泄泻、便秘、咳嗽、气喘、月经不调、痛经、阳痿、遗精、外伤肿痛等症，以及进行面部、腹部保健。摩法用于相应腧穴可有保健作用，常用的保健腧穴有涌泉、肾俞、关元、神阙等。为了增加疗效，可以在腧穴上涂擦精油或中药软膏。

> **知识拓展**
>
> 掌摩胸胁部：掌摩膻中、胁肋部，可宽胸理气、宣肺止咳，治疗胸闷、咳嗽、气喘等肺系病症。
>
> 掌摩腰腹部：掌摩中脘、天枢、神阙及全腹可治疗腹部胀痛、消化不良、泄泻、便秘等胃肠道疾患，具有消食和胃、理气止痛、调节胃肠功能的作用；掌摩小腹部的关元、气海可治疗月经不调、痛经，具有温经通络、暖宫调经的作用；掌摩下腹部、腰骶部可治疗遗精、阳痿，具有涩精止遗、温肾壮阳的作用。
>
> 掌摩关节及损伤部位：掌摩外伤肿痛及风湿关节痹痛处，具有行气活血、散瘀消肿的作用。
>
> 指摩面部：面部美容多用指摩法，具有润肤美容、祛皱抗衰、增加皮肤弹性的作用。

二、推法

用手指、手掌、拳背或肘部在受术部位做单向、直线推动的手法称为推法，根据着力部位的不同可分为指推法、掌推法、拳推法、肘推法等。

1. 操作术式

（1）指推法

施术者以手指为着力点作用于受术部位，做单向直线推动的手法，称为指推法。具体操作时又因着力点不同分为以下几种形式：

1）拇指指腹推法　虎口张开，四指并拢以固定，以拇指指腹为着力点，拇指与腕部主动发力，向中指方向做对掌运动式短距离单向直线推动（图2-2-5）。

2）拇指侧推法　以拇指桡侧缘为着力点，其余四指自然伸直放松，拇指与腕部主动发力，向食指指尖方向做对掌运动式单向直线推动（图2-2-6）。可单手操作，也可双手交替操作。

3）二指推法　食指、中指并拢，以两指指面为着力点，腕关节伸直并保持一定的紧张性，前臂和腕部主动发力，做单向直线推动（图2-2-7）。

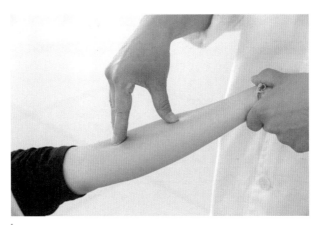

图 2-2-5

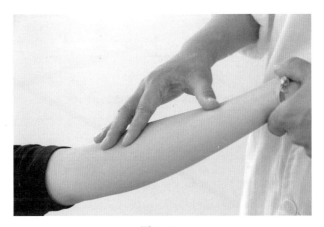

图 2-2-6

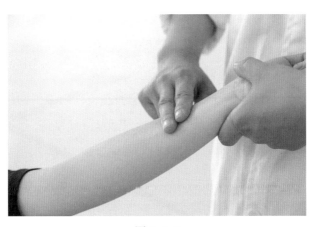

图 2-2-7

4）指节推法　以拇指指骨间关节背面骨突为着力点，做单向直线推动（图 2-2-8）。也可用屈曲的食指、中指二指指骨间关节背面着力，做单向直线推动（图 2-2-9）。

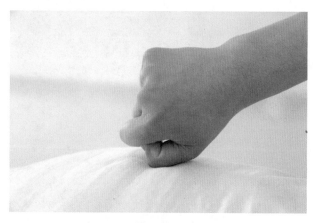

图 2-2-8

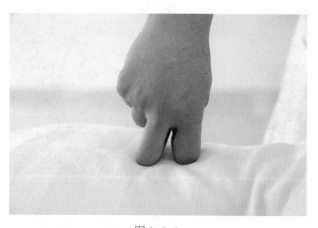

图 2-2-9

（2）掌推法

施术者以手掌或掌根为着力点作用于一定的部位，以掌根为重点，腕关节略背伸，以伸肘运动带动手掌做单向直线推动，也可双手同时操作。

1）掌根推法　以掌根为着力点做直线推动，其余四指并不贴附于体表（图 2-2-10）。

2）虎口推法　拇指与其余四指分开，以手掌近虎口部（第 1、2 掌骨部）为着力点做直线推动（图 2-2-11）。

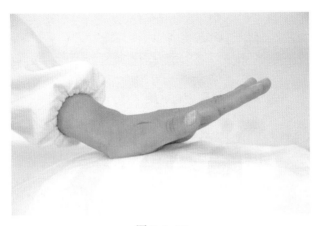

图 2-2-10

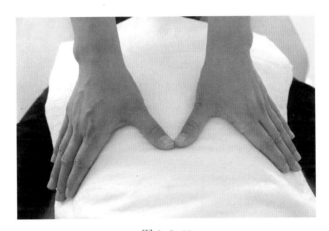

图 2-2-11

（3）拳推法

施术者手握实拳，以食指、中指、环指以及小指近侧的指骨间关节的突起为着力点，作用于受术部位，腕关节伸直并保持一定紧张度，以肘关节为支点，前臂主动发力带动腕部做单向直线推动（图 2-2-12）。

（4）肘推法

施术者屈肘，以肘部尺骨鹰嘴突起为着力点作用于受术部位，以腰部发力、肩关节的运动为主，带动肘部做单向直线推动。操作时也可用另一手掌握住屈肘侧拳背部，以辅助加压（图 2-2-13）。

2. 操作要领

（1）推法为单向直线运动，不可扭曲歪斜。

（2）操作时，着力部位要紧贴受术部位皮肤，压力均匀、平稳适中。

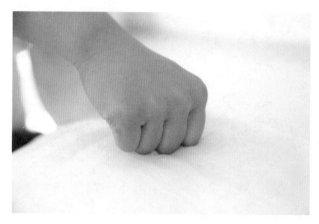

图 2-2-12

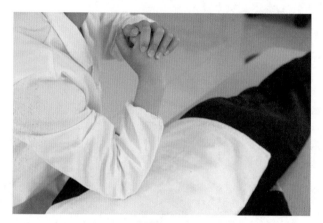

图 2-2-13

（3）掌推法、拳推法和肘推法宜慢，顺着肌纤维走行方向运动。

（4）四肢推法的方向可以是离心性的，也可以是向心性的。方向不同作用各异，离心性的推法有促进动脉血向四肢输送的作用，向心性的推法有促进静脉血和淋巴液回流的作用。

3. 注意事项

（1）推法可直接作用在受术体表，当使用较重的力时可在受术部位涂油性介质，以方便手法操作，避免皮肤破损。

（2）肘推法力度最强，应根据病情需要和受术者的耐受性酌情使用，老弱瘦小者慎用。

4. 临床应用

推法具有活血化瘀、解痉止痛、疏通经络的作用，适用于全身各部，主要用于治疗高血压、头痛、头晕、失眠、腰腿痛、腰背部僵硬、风湿痹痛、感觉迟钝、胸闷胁胀、烦躁易怒、腹胀、便秘、食积、软组织损伤、局部肿痛等症。

 知识拓展

　　刮法：用食指桡侧缘或指骨间关节背面，或借助汤匙、牛角板、钱币等工具蘸水后紧贴受术体表，做由上而下或从内向外的单向直线推动刮拭（图 2-2-14）。操作时，用力比推法稍重，一般刮至受术皮肤呈紫红色或有瘀血红斑即可。刮法广泛应用于民间，适用于颈项部、肩背部、脊柱两侧、胸部肋间等处，具有发汗解表、疏经通络、活血化瘀、解痉止痛的功效，主治头痛、发热、颈肩背痛、癣症等。

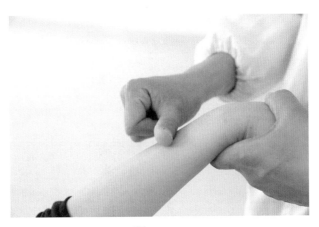

图 2-2-14

三、擦法

　　以手指、手掌等部位为着力点在受术部位做直线往返运动，通过摩擦产生热的手法，称为擦法。根据着力部位的不同，擦法可分为指擦法、掌擦法、小鱼际擦法、大鱼际擦法等。

1. 操作术式

　　施术者取端坐位或直立位，腕关节伸直，并保持一定的紧张度，以食指、中指、环指和小指指面，或手掌面、手的大鱼际和小鱼际贴附于体表受术部位，稍用力下压，以肩关节或肘关节为支点，通过肩关节和肘关节的联合屈伸动作，带动手指或手掌在体表受术部位做均匀的直线往返摩擦运动。

（1）指擦法

以食指、中指二指或食指、中指、环指三指指腹为着力点，贴附于体表受术部位做均匀的直线往返摩擦运动（图2-2-15）。

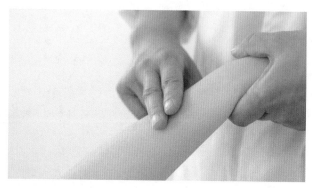

图 2-2-15

（2）掌擦法

以全掌为着力点，贴附于体表受术部位做均匀的直线往返摩擦运动（图2-2-16）。

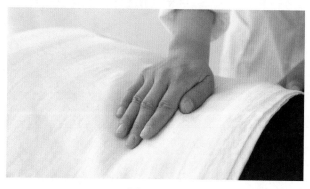

图 2-2-16

（3）小鱼际擦法

小鱼际擦法又称侧擦法，以小鱼际为着力点贴附于体表受术部位做均匀的直线往返摩擦运动（图2-2-17）。

（4）大鱼际擦法

以大鱼际为着力点，贴附于体表受术部位做均匀的直线往返摩擦运动（图2-2-18）。

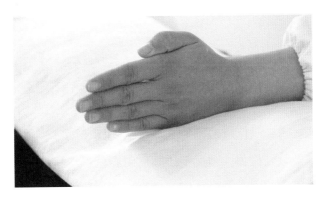

图 2-2-17

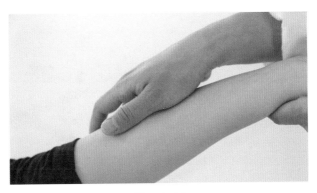

图 2-2-18

2. 操作要领

（1）操作频率一般为 80 ～ 120 次 / 分钟。

（2）操作时保持直线往返运动，不可歪斜，往返都要用力均匀。

（3）往返操作的距离要尽可能拉长，以提高运动速度，增加产热量。

（4）操作时根据体表受术部位的起伏调整手形，着力部位贴实体表，不可跳跃。

（5）施术者自然呼吸，切忌屏气。

3. 注意事项

（1）擦法操作时的用力大小以能渗透热量而不使皮肤起皱褶为度。压力过大则热量过大，表皮过烫，容易擦破皮肤；压力过小则热量过小，不易透达组织深层，不能起到相应的治疗作用。

（2）擦法可隔看一层薄衣或治疗巾操作，也可直接接触皮肤，但应先在受术部位涂上少许按摩油等润滑介质，这样既有助于热量渗透，也可防止皮肤破损。

（3）擦法一般为推拿结束手法，经擦法操作过的受术部位一般不再施用其他手法，以免皮肤损伤。

（4）操作时室内环境应保持温暖，以免着凉。

4. 临床应用

擦法是一种产生热能的柔和温热的刺激，临床多用于治疗虚证、寒证和痛证，适用于全身各部位。其中，指擦法接触面积小，适用于四肢小关节及胸骨部、锁骨下窝等处；掌擦法接触面积大，适用于颈肩部、腰背部、胁肋部等面积较大且较平坦的部位；小鱼际擦法适用于脊柱两侧、肩胛上部、肋间部；大鱼际擦法适用于四肢，尤以上肢为多。擦法还常用于自我保健推拿，如掌擦腰骶、擦涌泉等。

知识拓展

擦上胸部及背部：可温肺化痰、宽胸理气，治疗咳嗽、气喘、胸闷等症。

擦上腹部及左侧下背部：可温中健脾、调理脾胃，治疗慢性胃炎、胃及十二指肠溃疡等症。

擦胁肋部：可疏肝理气、消食导滞，治疗肝气郁结之腹胀、胸闷等。

擦肾俞、命门、督脉、八髎、涌泉等处：可温肾助阳，治疗肾阳不足、气虚下陷诸证及小儿遗尿等症。

擦背部两侧膀胱经、颈项部和鼻翼旁等：可温经散寒，治疗风寒感冒、鼻塞等症。

擦病变局部：可活血祛瘀，治疗四肢软组织损伤、关节屈伸不利及颈肩腰背痛等症。

四、抹法

以拇指指腹或掌面为着力点，在体表做上下、左右或弧形曲线的抹动称为抹法，根据着力部位不同可分为指抹法和掌抹法。

1. 操作术式

（1）指抹法

施术者以拇指指腹为着力点作用于受术部位，其余四指可辅助固定，以腕关节为支点，手掌主动施力，做自由的直线及曲线抹动（图2-2-19）。可用拇指、食指或中指单指抹动，也可采取二指、三指或四指抹动。可双手同时操作。

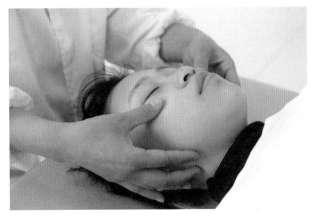

图 2-2-19

（2）掌抹法

施术者以掌面局部为着力点作用于受术部位，以肘关节为支点，腕关节放松，做前臂主动运动，带动腕关节做随意的抹动。可用全掌、大鱼际、小鱼际操作，也可双手同时操作（图 2-2-20）。

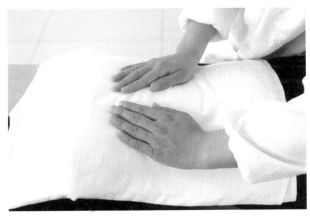

图 2-2-20

2. 操作要领

（1）操作时着力部位要贴附于受术部位皮肤。

（2）抹法的运动路线可以是直线、弧线或曲线，可以单向操作也可以往返操作，比较随意，多根据受术部位体表的特点灵活运用。

（3）抹法要求用力均匀、平稳缓和，轻而不浮，重而不滞。

3. 注意事项

（1）可在操作部位涂润滑介质，以免引起皮肤破损。

（2）注意抹法与推法的区别：推法的运动路线是单向直线推动，有去无回；而抹法可直线、弧线，可单向、往返，运动路线比较随意。

4. 临床应用

抹法刺激轻柔舒适，多应用于头面部和胸腹部。指抹法多用于面部和手足部，应用时多涂抹按摩膏或精油。掌抹法多用于腰背部和四肢部。

 知识拓展

抹前额、头面部：具有镇静、安神、开窍、明目的功效，常用于治疗感冒、头痛、头晕、失眠、近视、视物模糊、面瘫等症。

抹肋间：具有宽胸理气、平喘的功效，常用于治疗胸闷、气喘等症。

抹掌心及手背：具有疏经通络、活血化瘀的功效，常用于治疗手指、掌部麻木、酸痛等症，也是上肢保健推拿的常用手法。

抹腰部：具有舒筋通络、活血止痛的功效，配合涂抹精油或红花油，治疗急、慢性腰部软组织损伤。

课题三
挤压类手法

➕ 学习目标

◆ 了解挤压类手法的定义、分类和临床应用。

◆ 掌握挤压类手法的操作要领及技能。

◆ 能够熟练地将挤压类手法应用于适用部位。

挤压类手法是指以手指或手掌、肘部等部位为着力点，垂直向下按压或对称用力挤压受术部位的手法，包括按法、点法、捏法、拿法、搓法、捻法、拨法等。其中按法、点法是垂直用力，作用力可透达体内、深达脏腑；捏法、拿法、搓法、捻法和拨法是对称用力、相对用力，刺激深透而柔和。

一、按法

按法是指以指腹、手掌等部位为着力点，垂直按压受术体表，压力先轻渐重，由浅而深地反复按压的手法。根据着力部位的不同，按法可分为指按法、掌按法、肘按法等。

1. 操作术式

（1）指按法

施术者以手指指腹或指节为着力部位作用于受术部位，由轻而重垂直向下用力按压。例如拇指按法，以拇指指腹着力，其余四指握拳或张开以支撑协作，待受术者穴下有得气感（也就是有酸、麻、胀、重等感觉）时再持续按压数秒，然后逐渐减压放松，如此反复操作（图2-3-1）。指按法既可单指或多指操作，也可双手交替操作或双手叠指操作（图2-3-2）。指按法一般在腧穴或痛点上进行施压操作。

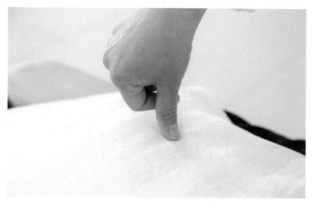

图 2-3-1

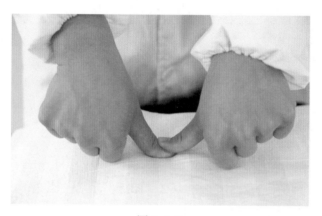

图 2-3-2

（2）掌按法

　　施术者手腕由轻而重垂直向下按压，再逐渐减压（图 2-3-3）；操作时也可叠掌按，一手掌在下作用于受术部位，另一手背重叠其上，上身前倾，借助躯干发力，使力沿上肢传导到手掌，进而作用于受术部位，垂直向下按压，再逐渐减压放松（图 2-3-4）。

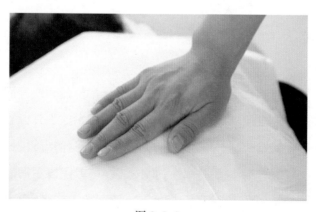

图 2-3-3

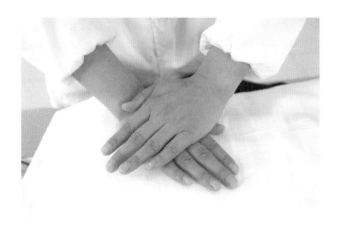

图 2-3-4

（3）肘按法

施术者屈肘，以前臂肘关节近尺侧部位为着力点作用于受术体表，上身前倾，依靠躯干发力，由轻而重逐渐向下垂直加压，"按而留之"，再缓慢抬起（图 2-3-5）。

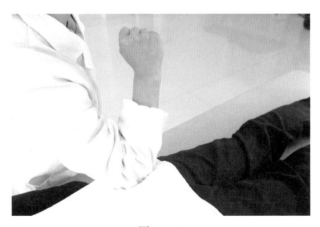

图 2-3-5

2. 操作要领

（1）指按法操作时宜悬腕，便于拇指发力，其余四指也方便支撑。

（2）按压用力的方向应垂直向下或垂直于受术体表。

（3）按压力量的大小可通过叠指、叠掌、伸肘、上身前倾等姿势变化来调整。

（4）按压用力要由轻到重，平稳加压，逐渐渗透组织深部，再由重而轻逐渐减压，缓慢而有节奏。

3. 注意事项

（1）指按法作用面积小，刺激力量集中，一般在按后再加以揉动，以免受术者产生不适。

（2）按压用力时不可使用暴力、蛮力。每种按法都要逐渐加压用力，禁忌暴起暴落，并且要提前了解受术者的骨质情况，再酌情用力施法。

（3）肘按法操作时避免使用肘尖着力。

4. 临床应用

指按法接触面积较小，适用于全身各部的腧穴等点状部位，如指按印堂、太阳、膻中、肩井、天宗、足三里、太冲穴或叠指按环跳穴等。指按法具有行气活血、开通闭塞、缓急止痛的作用，多用于治疗各种急、慢性疼痛。

掌按法接触面积较大，力度大而刺激柔缓，适用于腰背部、下肢等部位，如掌按背部、叠掌按脊柱、掌按股后部等。掌按法具有疏经通络、理筋整复、温中散寒等功效，多用于治疗各部肌肉酸痛不适等。

肘按法刺激力度较强，一般用于肩胛上部、臀部、腰骶部等肌肉丰厚处，如肘按环跳穴。肘按法具有理气止痛的功效，多用于治疗慢性顽固性软组织疼痛。

二、点法

以指端、指骨间关节或肘尖为着力点垂直按压体表的手法，称为点法，它是由按法演变而来的。根据着力部位不同，点法可分为指点法和肘点法。

1. 操作术式

（1）指点法

指点法有指端点法和指节点法两种方法。

1）指端点法　指端点法可分为拇指点法和中指点法。手握空拳，拇指伸直并紧靠食指中节桡侧，以拇指指端为着力点点按受术部位，前臂与拇指发力，逐渐垂直用力向下按压，持续点压（图2-3-6）。或以食指、环指二指用力夹持中指，以中指指端为着力点作用于体表，垂直向下用力按压（图2-3-7）。前者平稳用力，后者可冲击用力。

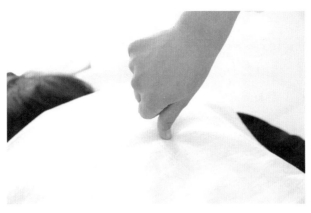

图 2-3-6

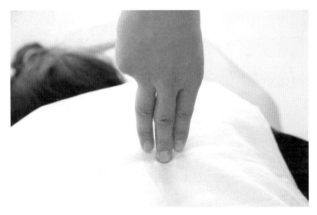

图 2-3-7

2）指节点法　指节点法又称屈指点法，手握空拳，以屈曲的食指或拇指指骨间关节骨突为着力点，作用于受术部位体表，前臂和食指或拇指主动发力，逐渐垂直用力向下按压，进行持续点压（图 2-3-8）。

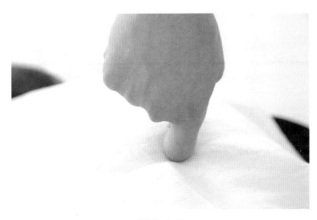

图 2-3-8

（2）肘点法

施术者一手握拳屈肘，拳心向胸，以肘尖部为着力点作用于受术体表，另一手手掌按住下面的拳，借助上身前倾，以肩及躯干发力，逐渐垂直用力向下按压，进行持续点压（图2-3-9）。

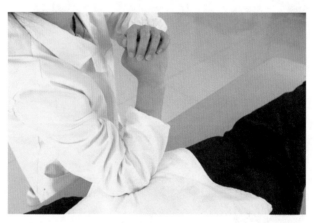

图 2-3-9

2. 操作要领

（1）用力方向要垂直于受术部位体表。

（2）力度由轻到重，平稳而持续，力量逐渐增加，使受术部位深层能有得气的感觉。

（3）指点法操作时腕关节应保持紧张，避免产生关节运动使手法操作不当。

（4）拇指指端点按时，拇指必须紧靠食指桡侧缘，以避免拇指受伤。

（5）屈拇指点法操作时，拇指指甲要抵住食指中节桡侧，以便拇指发力与固定；屈食指点法操作时，拇指末节尺侧缘要紧扣食指指甲，以固定助力。

3. 注意事项

（1）不可突然发力、收力，不可使用暴力、蛮力。

（2）冲击式的中指指端点法刺激量较强，会引起疼痛不适，在操作前要告知受术者并征得受术者同意。

（3）肘点法压力大、刺激强，要根据受术部位、病情、受术者体质等情况酌情使用，点法后常继以揉法。

（4）年老体弱、久病者不可使用点法。

4. 临床应用

点法接触面积小，刺激较集中且强，适用于全身各部位腧穴或压痛点。点法具有行气消肿、开通闭塞、通络止痛的功效，可局部舒筋止痛、理筋整复，也可根据腧穴的主治特点治疗相应病症，"以指代针"。冲击式的指点法刺激更强，一般用于中风偏瘫、截瘫等感觉迟钝的受术者。肘点法一般用于环跳等肌肉丰厚处，主治顽固性腰腿痛。常用的点法操作有指点风池、定喘、天宗、肾俞、合谷、足三里、涌泉穴和肘点环跳穴等。

知识拓展

掐法：以拇指指甲端为着力点垂直按压受术部位，平稳地按而掐之的手法（图2-3-10）。操作时可在受术部位垫一薄布，避免刺破皮肤。掐时用力垂直平稳，逐渐加压，不可滑动，以免掐破皮肤。一般每个受术部位可操作4～5次，不宜长期反复施术。本法能以指甲掐代针，适用于全身各部腧穴，具有开窍醒神、回阳救逆、解除痉挛的功效，临床上主要用于急救，如掐水沟、十王等穴常用于治疗昏迷不醒、半身不遂等症，掐四横纹、板门穴等可用于治疗小儿疳积。

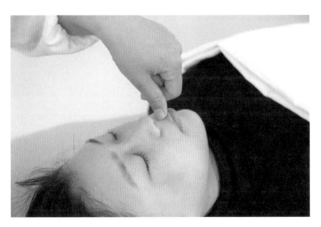

图2-3-10

三、捏法

用拇指与其余四指手指相对用力挤压受术部位的手法，称为捏法。根据用力手指不同，捏法可分为二指捏法、三指捏法、五指捏法等。

1. 操作术式

二指捏法为拇指与食指末节指腹或食指中节桡侧相对用力挤压（图2-3-11），

三指捏法为拇指与食指、中指二指相对用力挤压（图 2-3-12），五指捏法为拇指与其余四指相对用力挤压（图 2-3-13）。

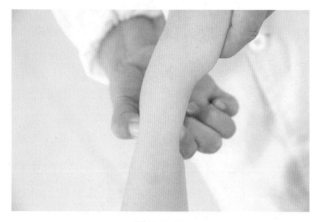

图 2-3-11

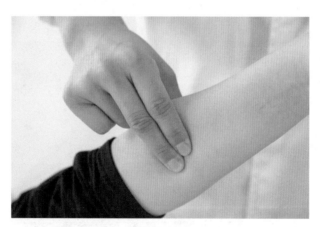

图 2-3-12

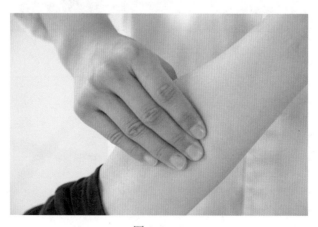

图 2-3-13

2. 操作要领

（1）操作时指骨间关节应尽量伸直，以指面着力，增加接触面积。

（2）连续操作时动作连贯而有节律，用力均匀。

（3）可边挤捏边沿肢体纵轴方向移动，移动有向心性和离心性两种，如用于促进静脉血和淋巴液回流一般是向心性移动。

3. 注意事项

（1）不可用指端着力，以免产生抠抓，而不能完成对称挤压动作。

（2）操作中不应带有揉动动作，否则会趋于拿法。

4. 临床应用

捏法的刺激刚柔相济，可用于背部脊柱、四肢以及颈项部。常用的捏法操作有捏合谷、捏脊、捏胸锁乳突肌、捏跟腱等。功效主治如下：①舒筋通络，主治颈项、四肢的肌肉紧张、酸痛不适等症；②整复错缝，捏法为正骨手法之一，适用于骨关节错位及骨折移位的整复；③保健防病，捏脊法既可用于促进小儿的生长发育、增进食欲、预防感冒，也可用于成人慢性病的调养和保健康复。

 知识拓展

合法：以双手虎口部相对挤压四肢（图 2-3-14）。

掌捏法：以手掌（掌根、鱼际）与手指相对挤捏肌肤，多用于肩井部，又称握法，如握上肢（图 2-3-15）。

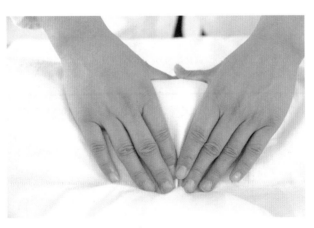

图 2-3-14

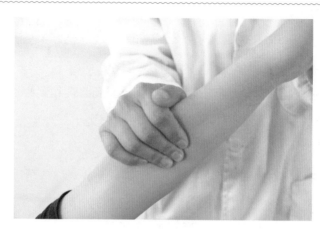

图 2-3-15

四、拿法

用拇指和食指、中指或拇指和其余四指的指腹，相对用力捏提一定部位的手法，称为拿法。

1. 操作术式

施术者以拇指与其余手指的指腹为着力点相对用力，捏住肌肉并将其垂直提起，再缓慢放松，如此反复操作。其中，拇指与食指、中指二指协同用力者称为三指拿法（图 2-3-16），拇指与其余四指协同用力者称为五指拿法（图 2-3-17）。

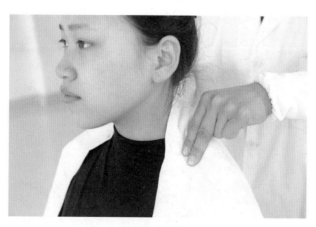

图 2-3-16

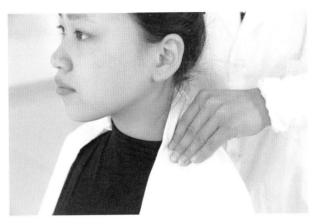

图 2-3-17

2. 操作要领

（1）腕关节应自然放松，动作灵活、轻巧而协调。

（2）指骨间关节要保持伸直，加大接触面积，不可屈曲指间关节用指端、指甲抠掐。

（3）提起后应有回送动作，捏起和回送的过程要由轻到重再由重到轻，平稳过渡，如此反复，形成节奏性操作，以使动作连贯而柔和。

（4）可单手操作，也可双手操作。

3. 注意事项

（1）不可突然用力或突然放松。

（2）应避开骨突部位，防止引起疼痛。

4. 临床应用

拿法刺激柔和平稳，在临床上应用范围广泛，具有通络止痛、舒筋解痉、发汗解表、疏经活血的功效，常用于颈项、肩背及四肢部。常用的拿法操作有拿项部、拿胸锁乳突肌、拿肩井、拿前臂伸肌群、拿小腿后部等。

 知识拓展

抓法：以五指指端相对用力抓捏的手法。五指张开，指骨间关节自然屈曲，以五指指端接触受术部位，各指骨间关节用力屈曲，相对用力抓抠（图 2-3-18）。注意不要用到指甲。抓法多用于肌肉丰厚处，具有调和气血、疏经通络的功效。抓头顶又称抓五经，有醒脑开窍、清醒头目的功效。

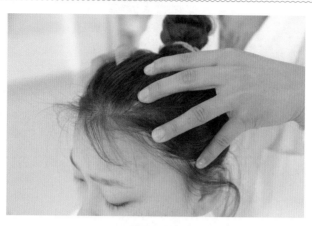

图 2-3-18

五、搓法

用双手手掌夹持住肢体做来回搓动动作的手法，称为搓法。

1. 操作术式

施术者用双手手掌面相对夹持住肢体，嘱受术者肢体放松，以肘关节、肩关节为支点，上臂和前臂主动发力，做方向相反的来回搓动（图 2-3-19）。

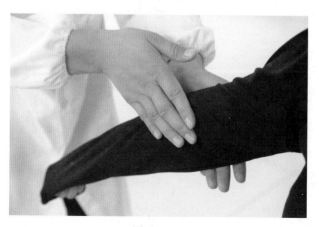

图 2-3-19

2. 操作要领

（1）操作频率为 200 次 / 分钟左右。

（2）操作时不要屏气，保持呼吸自然。

（3）搓背部、四肢时，双手可沿肢体的纵轴做上下方向的移动。搓上肢时，搓动要快，移动要慢，移动到肘关节时力度要轻。如果带有旋转动作，即搓法与揉法结合，称为搓揉法，如搓揉肩部。

3. 注意事项

（1）搓动时需带动皮下组织一起运动，不可与皮肤有明显的摩擦。

（2）动作保持轻巧灵活，肢体不可夹持得太紧，同时施力不可太重，以免造成手法呆滞。

4. 临床应用

搓法多适用于人体四肢，具有行气活血、疏通经络的功效，临床上常作为辅助手法或与抖法结合作为结束手法，如搓上肢、搓揉肩部、搓股后部、搓小腿、搓胁肋等，以搓上肢最为常用。

 知识拓展

捻法：用拇指与食指夹持住受术者的手指或脚趾进行往返搓动的手法（图 2-3-20）。操作频率同搓法，动作应轻巧灵活，捻动时应带动皮下组织。捻手指时，一般与拔伸法相配合。捻手指时，夹持住手指侧面主要作用于神经、经络，夹持住手指上下面主要作用于肌腱，夹持住指骨间关节主要作用于关节韧带。捻法多用于治疗指骨间关节扭伤，也可作为类风湿关节炎的辅助治疗手法。

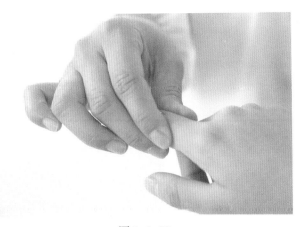

图 2-3-20

六、拨法

以手指、肘关节等部位为着力点按压并做横向拨动肌筋的手法，称为拨法，又称弹拨法。根据着力部位不同，拨法可分为指拨法和肘拨法。

1. 操作术式

（1）指拨法

施术者以拇指指端为着力点作用于肌肉、肌腱等受术部位，适当下压到一定深度，待受术者有酸胀感时，做与肌纤维或肌腱、韧带垂直方向的拨动（图 2-3-21）。可双手拇指相叠拨动（图 2-3-22），也可用中指或其他手指拨动，或用食指、中指和环指三指拨动（图 2-3-23）。

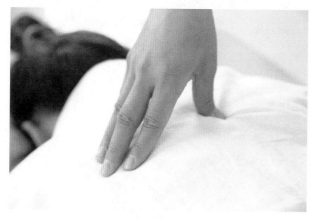

图 2-3-21

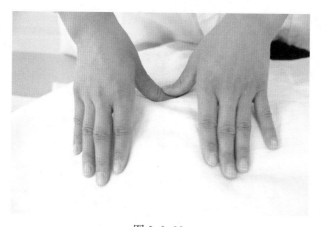

图 2-3-22

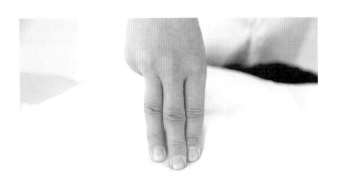

图 2-3-23

（2）肘拨法

施术者以前臂上段靠近肘尖部位为着力点作用于受术部位的肌筋，用力下压到一定深度，待受术者有酸胀感时，以肩部发力，做与肌纤维或肌腱、韧带垂直方向的拨动（图 2-3-24）。

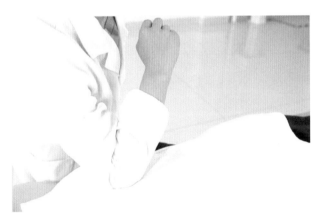

图 2-3-24

2. 操作要领

（1）拨动的方向、角度要与受术部位肌肉的肌纤维走行方向相互垂直。

（2）拨动时不要在皮肤表面摩擦移动，而是在按压后带动皮下肌肉或肌腱、韧带一起拨动。

（3）拨法可以是单向拨动，也可以是双向拨动。

3. 注意事项

（1）拨法在按压时力度不宜太大，以受术者能够忍受为度。

（2）肘拨时不宜用尺骨鹰嘴部操作，以免产生较大的疼痛。

（3）在进行较大力度的拨法时，需在操作前告知受术者。

4. 临床应用

拨法的刺激性较强，多在压痛点或指下触及"结节"感的部位使用。拨法具有松解粘连、解痉止痛的功效，多用于治疗落枕、肩周炎、腰腿痛等软组织损伤引起的肌肉痉挛、疼痛等症。常用的拨法操作有拨项部、拨竖脊肌、拨委中穴、拨肩胛提肌、拨前臂伸肌群（手三里穴）、拨阳陵泉穴、拨跟腱等。

 知识拓展

拨法在临床中也常作为诊断手法。施术者应仔细体会指下的感觉，学会判断正常组织与疲劳、变性粘连组织的不同，如有捻发感、剥离感或触及条索状物或结节状物则可判断为病态，并结合受术者的酸胀、疼痛感觉和身体状况做出综合判断。

课题四
叩击类手法

➕ 学习目标

◆ 了解叩击类手法的定义、分类和临床应用。

◆ 掌握叩击类手法的操作要领及技能。

◆ 能够熟练地将叩击类手法应用于适用部位。

以手指、手掌、手背或工具有节奏地击打受术部位的手法称为叩击类手法，主要包括拍法、击法、弹法等。

一、拍法

用手掌或手指拍打受术部位的手法，称为拍法。拍法可分为掌拍法和指拍法。

1. 操作术式

（1）掌拍法

施术者五指并拢，掌指关节微屈，掌心成虚掌，腕关节放松，前臂做主动运动，肘关节屈伸发力，使手掌平稳而有节奏地拍打受术部位（图2-4-1）。

（2）指拍法

施术者手指伸直并拢，腕关节放松，借用前臂力量，以除拇指外的其余四指指面轻巧而有节奏地拍打受术部位（图2-4-2）。

2. 操作要领

（1）拍法操作时动作轻巧、平稳而有节律。

（2）腕关节应放松，以前臂带动手掌，动作幅度不可过大，手指不可甩动，以避免受术者表皮疼痛。

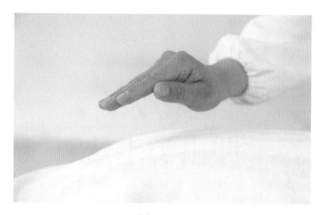

图 2-4-1

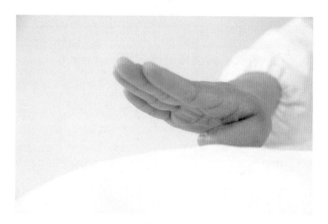

图 2-4-2

（3）掌拍时指面和手掌要同时接触受术部位，声音清脆。

（4）双手拍打时，双手交替操作为佳。

（5）拍法常作为某一部位的结束手法。

3. 注意事项

（1）拍打时力量不可偏移，以免造成抽打皮肤而产生疼痛。

（2）掌拍背部用于肺部排痰时，要由下而上、由外而内地操作。

（3）对结核、肿瘤、冠心病等受术者禁用拍法。

4. 临床应用

拍法具有促进气血运行、缓解肌肉疲劳、解痉止痛、宣肺排痰等功效，适用于腰背部、下肢等部位，多用于治疗肌肉痉挛、慢性劳损、风湿痹痛、局部感觉迟钝或麻木等症。其中，掌拍背部和三指拍胸骨部有促进痰液排出的作用。拍法也是保健推拿的常用手法。

二、击法

以拳、掌、指为着力点，或借助棒状工具叩击体表的手法称为击法，可分为拳击法、掌击法、指击法和棒击法四种。

1. 操作术式

（1）拳击法

施术者手握空拳，拇指置于掌心，腕关节放松，以前臂主动用力进行击打。握拳以小鱼际及屈曲的小指尺侧部为着力点击打受术部位，称为拳眼击法（图2-4-3）；握拳以大鱼际、小鱼际、四指指背为着力点击打受术部位，称为拳心击法（图2-4-4）；以握拳的拳背为着力点击打受术部位，称为拳背击法（图2-4-5），叩击时腕关节保持伸直状态。

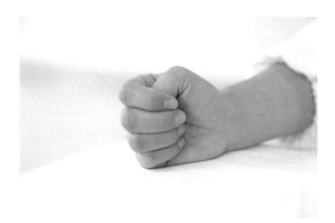

图 2-4-3

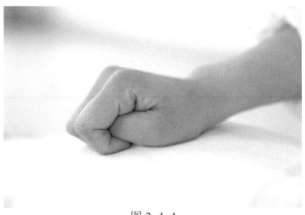

图 2-4-4

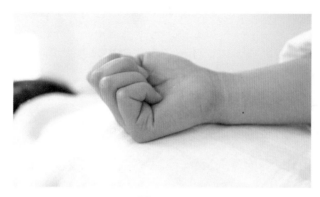

图 2-4-5

（2）掌击法

施术者运用肘关节屈伸的力量，以手掌尺侧部为着力点击打受术部位，称为掌侧击法（图 2-4-6）；也可两掌相合，以前臂的旋后运动发力做掌侧击法，称为合掌击法（图 2-4-7）。以掌根为着力点击打受术部位，称为掌根击法（图 2-4-8）。以掌心为着力点击打受术部位，称为掌心击法（图 2-4-9）。

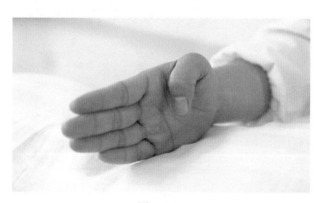

图 2-4-6

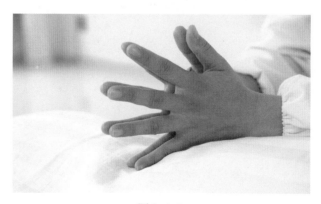

图 2-4-7

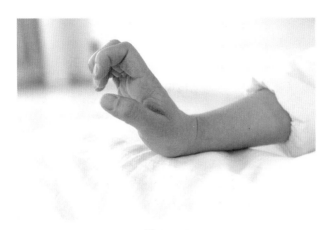

图 2-4-8

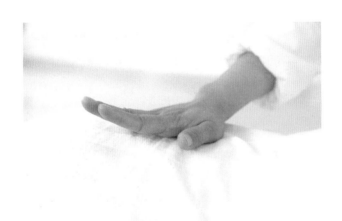

图 2-4-9

（3）指击法

施术者五指分开略弯曲，成爪形，腕关节放松进行屈伸发力，五指指端同时叩击受术部位（图 2-4-10）。另外，两掌相合，两侧环指、小指相扣，前臂旋后发力，以食指、中指二指侧面为着力点叩击受术部位的手法，称为二指侧击法（图 2-4-11）。

（4）**棒击法**

施术者手握特制的桑枝棒一端，用棒体平稳而有节律地击打受术部位，每个部位连续击打 3 ~ 5 次。

2. 操作要领

（1）叩击时用力要平稳、适中、有节奏。

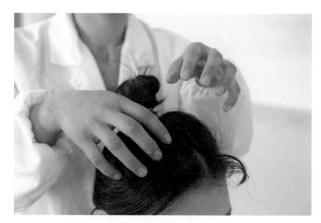

图 2-4-10

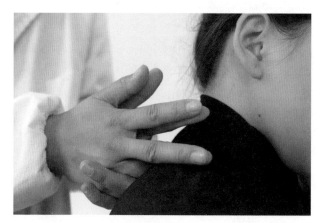

图 2-4-11

（2）拳击法和掌击法可单手操作，也可双手协同操作。

（3）棒击法操作时，棒体要与肢体或肌纤维方向平行（腰骶部除外）。

3. 注意事项

（1）在骨骼关节突起处慎用掌击法和指击法，禁用棒击法，后脑、肾区部位禁用棒击法。

（2）在做指击法时，指甲应剪短，以免刺伤皮肤。

（3）不应施加冷拳或冷棒。

4. 临床应用

击法具有通络止痛、行气活血的功效，多适用于肩背和四肢部，用于治疗软组织疼痛、肌肉紧张痉挛、风湿痹痛、头痛、头晕等症。常用的操作方法有拳击肩胛上部、腰背部和四肢，拳背击大椎，掌根击肩胛骨间部，劈五指缝，合掌击项部、肩胛上部，掌心击头顶，五指击头顶，二指侧击前额，棒击下肢等。

 知识拓展

啄法：施术者五指呈屈曲状聚拢成梅花状，做腕关节屈伸运动，以五指指端为着力点叩击受术部位（图2-4-12）。操作时剪短指甲，保持腕关节放松，用力均匀、轻而快。啄法多用于头部及胸背部，具有活血止痛、开胸顺气、安神醒脑的功效，多用于局部软组织疼痛、咳嗽痰多、头目昏沉、嗜睡乏力等症。

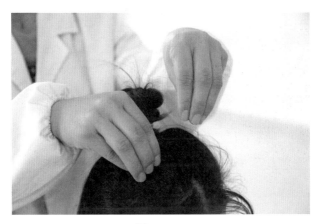

图 2-4-12

三、弹法

以手指为着力点有技巧性地弹击受术部位的手法，称为弹法。根据着力点不同，弹法可分为指甲弹法和指腹弹法两种。

1. 操作术式

（1）指甲弹法

施术者以食指或中指指甲抵住拇指指腹，然后食指或中指做快速突然地伸指运动，连续弹击受术部位（图2-4-13）。也可拇指扣住食指、中指、环指三指指甲，然后三指轮流快速伸直弹击，称为多指弹法（图2-4-14）。

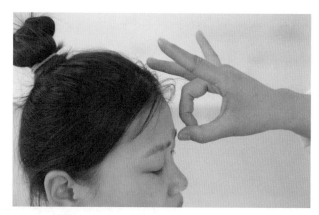

图 2-4-13

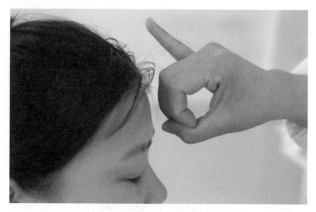

图 2-4-14

（2）指腹弹法

施术者食指和中指重叠相对用力，在中指伸直向上的同时食指突然向下滑落，以食指指腹快速弹击受术部位（图 2-4-15）。

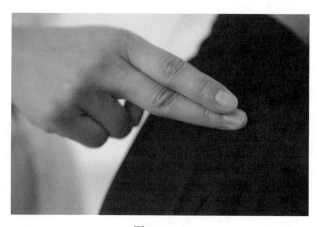

图 2-4-15

2. 操作要领

（1）弹法的操作频率约为 160 次 / 分钟。

（2）弹击的力度要均匀而连续，动作灵活。

（3）弹击的强度以受术者能够忍受、不引起疼痛为度。

3. 注意事项

（1）进行弹法操作时应提前告知受术者。

（2）不可施暴力。

4. 临床应用

弹法具有醒脑聪耳、通络止痛的功效，适用于头顶、枕部、项部、前额部及印堂、风池等穴，常作为头痛、失眠、耳鸣、颈椎病等症的辅助治疗手法。弹法也是保健推拿的手法之一。

课题五
振动类手法

➕ 学习目标

◆ 了解振动类手法的定义、分类和临床应用。

◆ 掌握振动类手法的操作要领及技能。

◆ 能够熟练地将振动类手法应用于适用部位。

以较高频率的节律性刺激持续作用于人体的手法称为振动类手法，包括抖法和振法。

一、抖法

施术者双手握住受术者的四肢做小幅度连续抖动的手法，称为抖法。抖法可分为抖上肢和抖下肢。

1. 操作术式

（1）抖上肢

受术者取坐位或仰卧位，上肢放松。施术者站其前外侧，用双手握住受术者的腕部，将上肢慢慢地向前外侧抬起60°左右，然后做连续、小幅度、频率较高的上下抖动，将抖动波向上传送到肩部（图2-5-1）；也可单手握住受术者手部做左右方向抖动，要求将抖动波向上传送到肱三头肌（图2-5-2）。

（2）抖下肢

受术者取仰卧位，下肢自然放松伸直。施术者站于其床尾后方，用双手握住受术者的踝部，向上提起抬离床面，然后做连续、小幅度的上下抖动，使抖动波向上传送到股四头肌及髋部（图2-5-3）。

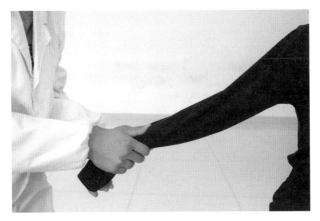

图 2-5-1

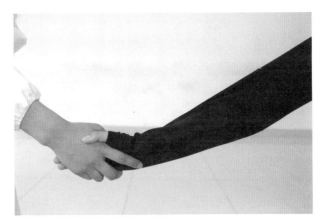

图 2-5-2

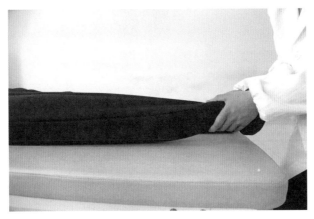

图 2-5-3

2. 操作要领

（1）抖上肢的操作频率为 200 ~ 250 次 / 分钟，抖下肢的操作频率约为 100 次 /

分钟。

（2）抖动频率要由慢至快，动作要连续不断。

（3）受术肢体要自然伸直、放松。

（4）抖上肢的幅度较小，应控制在 2 ~ 3 厘米，抖下肢可幅度稍大。

3. 注意事项

（1）施术者操作时要保持呼吸自然，不可屏气。

（2）在抖上下肢前可先施以拔伸法和搓法。

（3）对患有习惯性肩关节脱位者慎用抖上肢法。

4. 临床应用

抖法具有舒筋解痉、活血通络、滑利关节、松解粘连、消除疲劳的功效，主要用于四肢，以上肢使用最多，一般作为一个部位的结束手法，对肩周炎、肩部伤筋、腕部伤筋及四肢运动性疲劳酸痛等症可起辅助治疗作用。

二、振法

以指或掌做垂直于体表的快速振颤运动的手法称为振法，又称振颤法，分为掌振法和指振法。

1. 操作术式

（1）掌振法

受术者取坐位或卧位，施术者将手掌面轻放于受术部位，意念集中于掌心，主要靠前臂肌肉做静止性收缩，使手臂发出快速而强烈的振颤，使振动波通过掌心垂直作用于受术部位（图 2-5-4）。

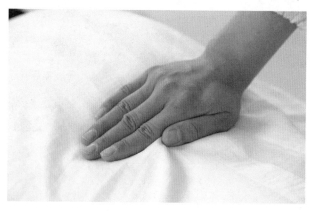

图 2-5-4

（2）指振法

受术者取坐位或卧位，施术者以中指指端轻放于受术部位，食指和环指屈曲并夹住中指，意念集中于指端，前臂和手部的肌肉做静止性收缩，使手臂发出强烈而快速的振颤，使振动波沿着手指的轴线方向垂直作用于受术部位（图2-5-5）。也可食指叠于中指之上做指振法。

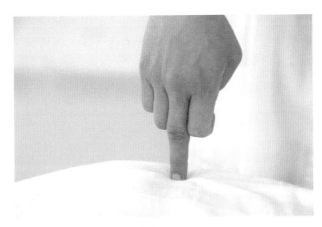

图 2-5-5

2. 操作要领

（1）振法的操作频率可高达700次/分钟，最低要求为300次/分钟。掌振法略快于指振法。

（2）振法必须静止性发力，即手部及前臂肌肉绷紧，不做主动运动。

（3）掌振法有两种发力方法：一种是需腕关节松直，以前臂屈肌群快速收缩发力；另一种是需腕关节背伸，以前臂伸肌群紧张振颤发力。

（4）注意力高度集中在指端或掌心，意念与静止性发力相结合，呼吸自然匀称，不可屏气。

（5）施术者可通过肘关节的小幅度屈伸，使上肢的屈肌群与伸肌群交替紧张与放松，保持血流通畅，以缓解疲劳，但施术压力要尽可能保持不变。

（6）振法的振动波要垂直作用于受术部位，不要横向抖动。

（7）振动要持续，不可时断时续，要求保持3分钟以上。

3. 注意事项

振动时手掌或手指轻置于受术部位，不要用力按压。

4. 临床应用

振法具有温阳补虚、温经活血、消肿止痛等功效，多用于腹部、背部和腰骶部。指振法适用于全身各部腧穴。主治如下：①掌振疼痛局部有温经散寒、消肿止痛的作用，可治疗软组织损伤肿痛、寒湿痹痛等；②掌振腹部有温中健脾等作用，可治疗胃痛、脾虚泄泻、便秘、痛经、月经不调等；③掌振肩胛骨间区有宽胸理气、化痰宣肺的作用，用于治疗咳嗽痰多等肺系病症；④掌振小腹丹田和腰骶命门、肾俞穴有温阳补肾的作用，用于遗尿、畏寒等肾虚诸症；⑤指振翳风穴和耳后乳突可治疗面神经麻痹；⑥指振印堂、太阳穴可治疗失眠；⑦指振迎香穴可治疗鼻塞不通。

课题六
运动关节类手法

🕀 学习目标

◆ 了解运动关节类手法的定义、分类和临床应用。

◆ 掌握运动关节类手法的操作要领及技能。

◆ 能够熟练地将运动关节类手法应用于适用部位。

运动关节类手法是指对人体关节做被动性活动，使之在生理范围内发生滑动、分离、旋转、屈伸、收展等运动的一类手法，主要包括摇法、拔伸法、屈伸法、背法和扳法五种。

一、摇法

将关节沿运动轴的方向做被动的环转运动，称为摇法。根据作用部位的不同，摇法可分为颈项部摇法、腰椎摇法和四肢关节摇法。

1. 操作术式

（1）颈项部摇法

受术者取坐位，颈项部自然放松。施术者于其背后或侧后方站立，以一手扶按顶枕部，另一手托下颌部，双手协调环转用力，将受术者头部做顺时针或逆时针环旋摇转运动（图2-6-1）。

（2）腰椎摇法

1）俯卧位腰椎摇法　受术者取俯卧位，双下肢尽量并拢伸直。施术者一手按住腰部，另一手从双膝下穿过，将双下肢托抱起，引导双下肢做顺时针或逆时针方向的环旋摇转运动（图2-6-2）。

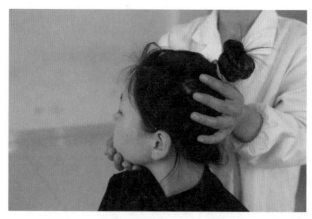

图 2-6-1

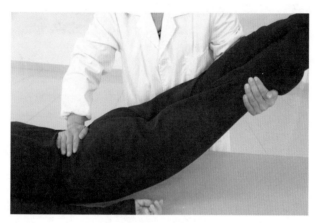

图 2-6-2

2）仰卧位腰椎摇法　受术者取仰卧位，双下肢尽量并拢，屈髋屈膝。施术者一手按膝，另一手按于足踝部，两手协调用力，做顺时针或逆时针方向的环旋摇转运动（图 2-6-3）。

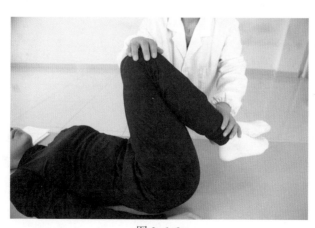

图 2-6-3

3）坐位腰椎摇法　受术者取坐位，腰部放松伸直，双手十指相扣并环抱于枕项部。施术者站于其后，一手按住腰部，另一手从肩前穿过，以手掌扣住项部，两手协同用力，将腰部做缓慢的环旋摇转运动（图2-6-4）。

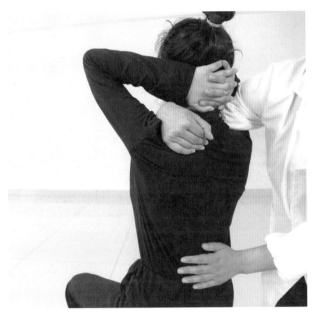

图 2-6-4

（3）肩关节摇法

1）托肘摇肩法　施术者取坐位，上肢自然放松，患侧肘部屈曲。施术者于其身侧站立，上半身稍微前俯，一手扶按于近侧肩关节上部，同时另一手轻轻托起肘部，使患侧前臂搭放于施术者的前臂部，然后手臂协同用力，做缓慢的顺时针或逆时针方向的环旋摇转运动（图2-6-5）。

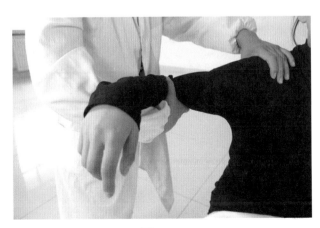

图 2-6-5

2）扶肘摇肩法　受术者取坐位，上肢自然放松，患侧肘部屈曲。施术者于其侧后方站立，一手扶按于近侧肩关节上部，同时用另一手扶住肘部，然后由低到高做肩关节的环旋摇转运动（图2-6-6）。

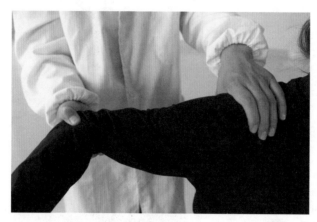

图 2-6-6

3）握手摇肩法　受术者取坐位或仰卧位，上肢自然放松。施术者于其侧方站立，一手扶按于近侧肩关节上部，另一手握住手腕部，稍用力将手臂牵引伸直，然后做顺时针或逆时针方向的环旋摇转运动（图2-6-7）。

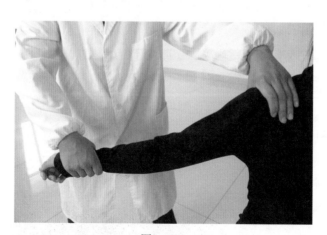

图 2-6-7

4）大幅度摇肩法　受术者取坐位，上肢自然放松下垂。施术者成丁字步于其侧方站立，两手掌相对夹住受术者的腕部，而后慢慢地将上肢向上、向前托起，同时位于下方的手逐渐翻掌，当上举至160°时，呈虎口向下，并握住腕部，另一手则由腕部沿上肢内侧下滑移至肩关节上部，此时可略停顿一下，两手协调用力（即按于肩部的手将肩关节略向下、向前按压，握腕的手则略上提，使肩关节伸展），随后使肩关节向后做大幅度的环旋摇转运动，如此反复（图2-6-8）。摇转数圈以后，施术者可旋转腰部调整步态，做反方向的大幅度摇肩法。

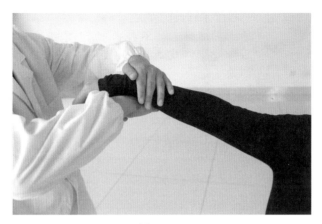

图 2-6-8

（4）肘关节摇法

受术者取坐位，做屈肘动作。施术者一手扶托肘部，另一手握住腕部，然后做肘关节的顺时针或逆时针方向的环旋摇转运动（图2-6-9）。

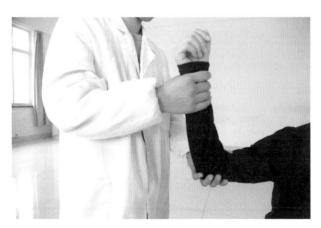

图 2-6-9

（5）腕关节摇法

受术者取坐位，施术者一手握住腕关节的上端，另一手握住手掌部，先做腕关节的拔伸，而后做腕关节顺时针或逆时针方向的环旋摇转运动（图2-6-10）。

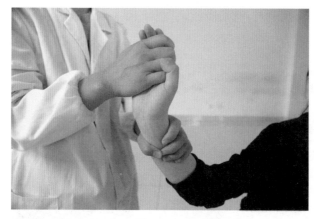

图 2-6-10

（6）掌指关节摇法

受术者取坐位，施术者一手握住手掌部，另一手捏住某一手指，先做掌指关节拔伸牵拉，然后做掌指关节的顺时针或逆时针方向的环旋摇转运动（图 2-6-11）。

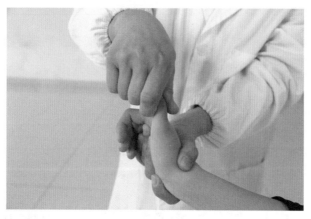

图 2-6-11

（7）髋关节摇法

受术者取仰卧位，施术者一手扶住膝部，另一手握住足踝部，使其屈髋屈膝，髋关节屈曲 90° 左右，然后两手协同用力，做顺时针或逆时针方向的环旋摇转运动（图 2-6-12）。

（8）膝关节摇法

受术者取仰卧位，术肢屈膝屈髋。施术者于其侧方站立，一手扶住膝关节上方，另一手握住小腿下端，两手协同用力，使膝关节屈曲 90° 左右，然后做顺时针或逆时针方向的环旋摇转运动（图 2-6-13）。

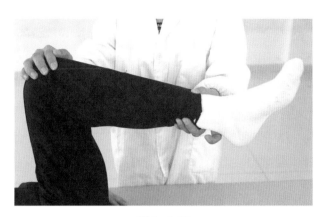

图 2-6-12

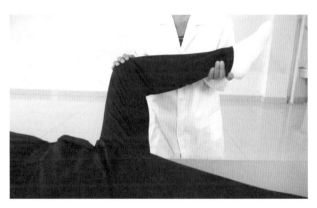

图 2-6-13

（9）踝关节摇法

受术者取仰卧位或坐位，双下肢自然伸直。施术者站于其足侧方或坐于其足端，一手托住足跟，另一手握住足趾部，在稍用力做牵引拔伸的基础上做距小腿关节的环旋摇转运动（图 2-6-14）。

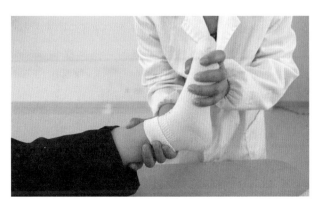

图 2-6-14

2. 操作要领

（1）摇转的幅度要由小到大，逐渐增大，还要根据病情合理控制摇转的幅度，做到因势利导、适可而止。

（2）摇转的幅度必须限制在正常关节生理许可范围内或受术者能忍受范围内进行。

（3）操作时动作要缓和，用力要平稳，摇动速度宜缓慢，不宜急速。

3. 注意事项

（1）治疗过程中不可突然快速摇转。

（2）对习惯性关节脱位者，椎动脉型、交感型颈椎病患者，以及颈椎外伤、颈椎骨折等症禁用此法。

4. 临床应用

摇法主要适用于全身各种软组织损伤及运动功能障碍等疾病。颈项部摇法常用于治疗落枕、颈椎病、颈项部软组织劳损等症。肩关节摇法常用于治疗肩周炎、肩关节粘连、骨折后遗症、中风后遗症等引起的肩关节酸痛、运动不利、功能障碍等症。肘关节摇法常用于治疗肘关节酸痛、运动不利、功能障碍等症。腕关节摇法常用于治疗腕关节伤筋、局部疼痛、活动不利等症。掌指关节摇法常用于治疗掌指关节疼痛、活动不利等症。腰椎摇法常用于治疗腰背部酸痛、活动不利等症。髋关节摇法常用于治疗髋关节伤筋、活动不利、中风后遗症的下肢运动不利和腰腿痛，以及髋关节慢性骨关节炎等症。膝关节摇法常用于治疗膝关节酸痛、活动不利等症。踝关节摇法常用于治疗距小腿关节扭伤、伤筋引起的疼痛、活动不利等症。

二、拔伸法

固定肢体或关节的一端，施术者用对抗力量将关节或肢体牵拉、牵引，使其得到伸展的手法，称为拔伸法，又称牵拉法或牵引法，主要包括颈椎拔伸法、腰椎拔伸法和四肢关节拔伸法。

1. 操作术式

（1）颈椎拔伸法

1）虎口托颈拔伸法　受术者取坐位，头部呈中立位或稍前倾位。施术者于其后方站立，拇指与其余四指张大分开，用双手拇指顶住受术者枕骨后方（约风池穴处），其余四指托住受术者两侧下颌骨，前臂搁扶在受术者肩背部，然后逐渐运劲缓慢向上，使颈椎得到一定程度的拔伸（图 2-6-15）。

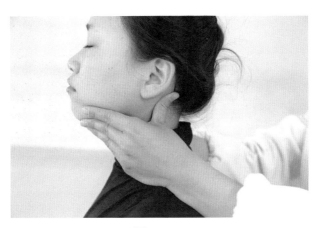

图 2-6-15

2）屈肘托颈拔伸法　受术者取坐位，头部呈中立位或稍前倾位。施术者于其后方或侧方站立，一手从颈前部穿过，用肘弯部托住受术者的下颌部，另一手掌扶住受术者枕部，然后两手同时缓慢运劲向上，使颈椎得到一定程度的拔伸（图 2-6-16）。

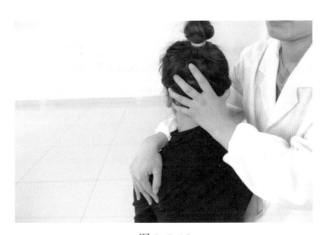

图 2-6-16

3）仰卧托枕拔伸法　受术者取仰卧位，颈部放松。施术者于其头顶部站立，一手托住后枕部，另一手托住下颌部，然后两手同时缓慢运劲，牵拉颈部，使颈椎得到一定程度的拔伸（图 2-6-17）。

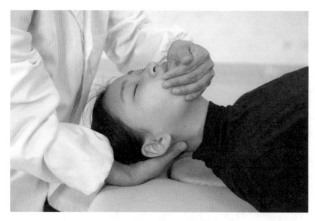

图 2-6-17

（2）腰椎拔伸法

受术者取俯卧位，双手用力紧紧抓住床头；或取仰卧位，由助手用双手抓住其腋下以固定。施术者站于其足端，用双手握住受术者两踝的上部，逐渐缓慢用力后拉，使腰椎得到一定程度的拔伸（图 2-6-18）。

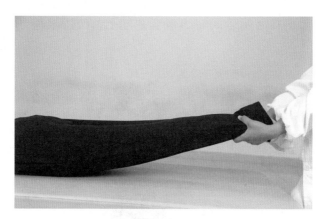

图 2-6-18

（3）肩关节拔伸法

1）肩上举拔伸法 受术者坐于低凳上，自然放松。施术者于其侧后方站立，双手握住上肢，慢慢向上做上举运动，至最大限度时，做持续性向上牵拉肩部运动（图 2-6-19）。

2）肩关节外展对抗拔伸法 受术者取坐位，自然放松，肩关节外展成 90°。施术者用双手握住腕部或肘部，逐渐用力牵拉，同时令受术者身体向另一侧倾斜（或助手帮助，固定受术者身体），与拔伸（牵拉）力对抗（图 2-6-20）。

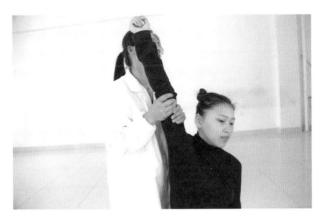

图 2-6-19

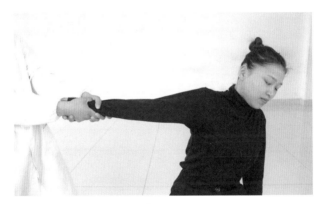

图 2-6-20

3）肩关节手牵足蹬拔伸法　受术者取仰卧位，施术者半坐于患侧边，将一足跟置于患肩腋下，或用屈曲的膝部抵住患肩腋下，使其身体稳定，双手握住患肢腕关节，而后缓缓拔伸，足跟或膝部同时用力顶住腋窝部与之对抗，拔伸持续 1 ~ 2 分钟后，逐渐将患肢内收，做内旋运动（图 2-6-21）。

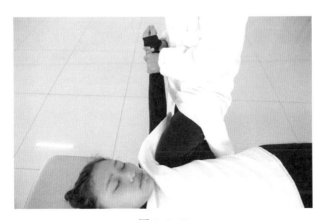

图 2-6-21

（4）肘关节拔伸法

受术者取坐位，自然放松。施术者一手固定肘关节的近端，另一手握前臂远端，先做前臂的外旋，而后逐渐加力拔伸肘部，同时嘱受术者身体向对侧倾斜对抗或由助手用双手固定其上臂对抗（图2-6-22）。

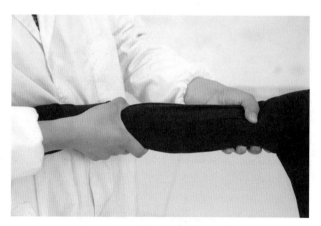

图 2-6-22

（5）腕关节拔伸法

受术者取坐位，自然放松。施术者一手握住受术者前臂下端，另一手握住手掌部，两手同时向相反方向用力，逐渐牵拉、拔伸腕部（图2-6-23）。

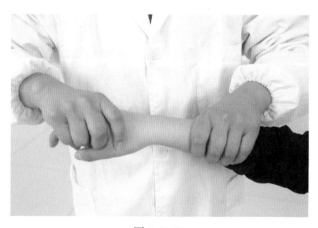

图 2-6-23

（6）掌指关节与指间关节拔伸法

受术者取坐位，自然放松。施术者一手握住受术者腕部或手掌部，另一手握住受术者手指，两手同时用力做相反方向拔伸运动（图2-6-24）。

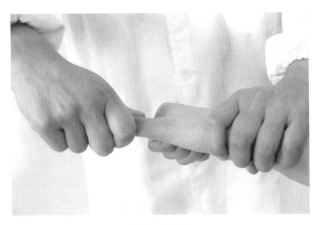

图 2-6-24

（7）骶髂关节拔伸法

受术者取俯卧位，助手拉住受术者两腋下。施术者用腋部夹患肢踝部以上部位，同时肘部屈曲，用其前臂背面托住患肢小腿后侧，并搭于另一手前臂中 1/3 处，另一手搭于患膝的前侧，然后施术者、助手同时运劲牵拉（图 2-6-25）。

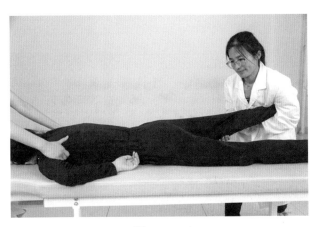

图 2-6-25

（8）髋关节拔伸法

受术者取俯卧位，双手用力紧紧抓住床头，或由助手固定骨盆。施术者双手握住患肢踝部或用腋下夹住踝部以上部位，并屈肘用前臂托住小腿后侧，握住对侧手臂下 1/3 处，另一手扶于患肢膝上，逐渐用力向下拔伸。

（9）膝关节拔伸法

受术者取俯卧位，屈膝 90°，施术者用一侧膝部按住其大腿后侧下端，用双手握踝部，向上拔伸膝关节（图 2-6-26）。或受术者患肢下肢伸直，由助手用双手或用肘部抱住患肢大腿远端，施术者双手握住小腿，两人同时用力拔伸。

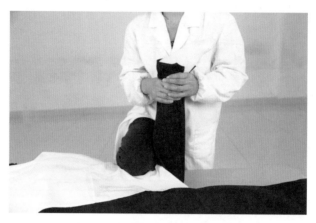

图 2-6-26

（10）踝关节拔伸法

受术者仰卧或坐在床上，施术者用一手握住其小腿下段，另一手握住足趾，两手协同用力做相反方向的拔伸牵引（图 2-6-27）。

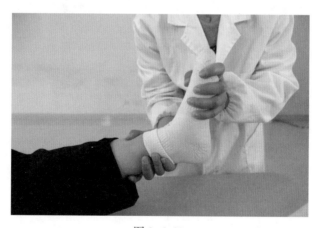

图 2-6-27

2. 操作要领

（1）操作时，动作要平稳而柔和，用力要持久而均匀。

（2）拔伸力量由小到大，逐渐增加，一般须持续拔伸 2 ~ 5 分钟。

（3）要根据不同的部位和病情，适当控制拔伸的力量和方向。如果运用不当，不仅影响治疗效果，甚至会造成不良后果。

3. 注意事项

（1）不可暴力拔伸，以免造成牵拉损伤。

（2）施术过程中应注意拔伸的角度和方向。

4. 临床应用

拔伸法常用于软组织损伤性疾患和关节脱位。拔伸法应用在颈椎、腰椎以及四肢关节，具有整复关节、肌腱错位，解除关节间隙软组织的嵌顿，松解软组织粘连、挛缩等作用，为关节的整复或功能恢复创造有利条件。

知识拓展

颈椎拔伸时注意两手掌或肘部不要挤按两侧颈部，以免压迫颈动脉而引起头晕以及颈项部疼痛等不良反应。

肩关节手牵足蹬拔伸法为治疗肩关节脱位的首选方法，此方法安全、可靠、操作方便。复位后，应将肩关节固定于内收、内旋、屈肘90°位，可在患肩腋窝部置一大棉垫，用绷带和胶布固定，前臂用三角巾或绷带悬吊，一般需要固定三周。

三、屈伸法

以缓慢、反复的力量屈伸关节，使关节周围的软组织得到伸展，进而使关节灵活度增加的手法，称为屈伸法，又称曲折法。屈伸法主要包括伸肩法、伸肘法、伸膝法、屈膝法、伸髋法和双屈髋法。

1. 操作术式

（1）伸肩法

施术者半蹲呈马步，站于受术者侧方，将受术者一侧上肢放于施术者颈后，使其肘部恰好搭于施术者肩上。施术者两手围抱受术者肩部，缓缓地站起，根据受术者肩关节可能外展和前屈的耐受程度，保持在一定的高度，持续2～3分钟，再放松，然后逐渐增大幅度，反复进行，一般3～5次即可（图2-6-28）。

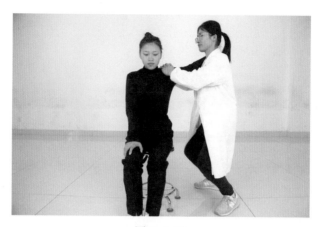

图 2-6-28

（2）伸肘法

受术者与施术者相对而坐，施术者用一手托住受术者肘部，另一手握住腕部，在腕关节背伸的状态下将受术者肘关节缓缓伸直，至限制位后保持数秒，反复操作数次（图2-6-29）。

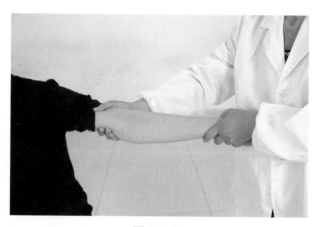

图 2-6-29

（3）伸膝法

受术者取仰卧位，两下肢伸直放松。施术者站于患侧，以一手托住患肢小腿，使小腿搭在施术者前臂上，另一手扶住膝关节上方，使患肢做屈膝屈髋运动，然后施术者两手协同用力抬肘做伸膝运动，即托扶小腿之手做抬肘动作，置于膝关节之手做向后推膝动作，使膝关节伸直，同时使患肢上举（图2-6-30）。

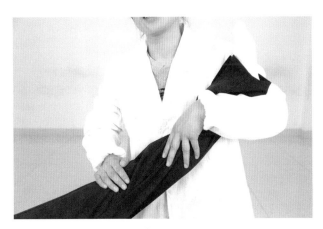

图 2-6-30

（4）屈膝法

受术者取俯卧位，施术者于患肢侧面站立，用一手握住小腿的下端，另一手抓住跖趾部，然后使膝关节逐渐屈曲，增大弯曲的角度，至限制位后保持数秒，反复操作数次（图 2-6-31）。

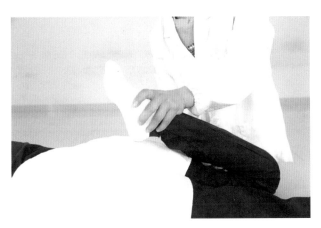

图 2-6-31

（5）伸髋法

受术者取侧卧位，患侧在上。施术者站于其身后，一手握住患侧踝部，另一手按于腰部，然后两手协同用力，将患肢向后牵拉，置于腰部之手同时向前推按，似拉弓状，如此一拉一按，可反复操作数次（图 2-6-32）。

（6）双屈髋法

受术者取仰卧位，施术者一手托住其两足跟部，另一手扶住膝关节前方，使两侧膝、髋关节做屈伸动作，达到一定限度后，施术者可弹动性地推动膝部，逐渐加大屈髋的角度，使其大腿尽量贴近腹壁（图 2-6-33）。

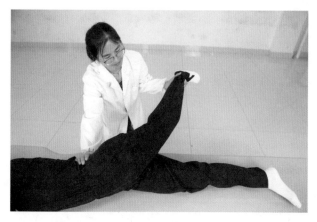

图 2-6-32

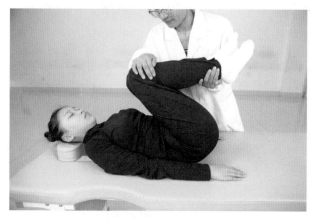

图 2-6-33

2. 操作要领

（1）操作时要充分估计增大的幅度，动作要平稳而柔和，用力要持久而均匀。

（2）屈伸力量由小到大，要在受术者能够忍受的情况下进行。

3. 注意事项

（1）施术前应熟悉各关节的生理活动范围，施术过程中应注意屈伸的角度和方向，以免造成损伤。

（2）要排除屈伸法的禁忌证，如骨折、肿瘤、结核等病症。

4. 临床应用

屈伸法主要适用于治疗肩周炎、膝骨性关节炎以及骨折后遗症引起的关节疼痛、运动障碍等症。屈伸法应用在颈椎、腰椎以及四肢关节，具有松解粘连、解除软组织痉挛或关节内组织的嵌顿以及滑利关节之功效。

 知识拓展

伸展法：伸，有拉长、扯平之义；展，有张开、舒张之义。本法是反复运用缓力扳动病态关节，使其因病理性约束力所致的紧张挛缩渐渐舒展、伸开，运动范围不断扩大，直至运动功能完全恢复的一类被动运动手法，又称缓扳法。

四、背法

背法多指反背法，即施术者将受术者背靠背背起，对受术者腰段脊柱进行牵引、摇晃、振动及瞬间后伸的操作方法。

1. 操作术式

受术者取站立位，施术者与其背靠背站立，双足分开与肩等宽。施术者两上肢自受术者腋下穿过，用两肘部套住受术者上臂，然后弯腰屈膝，将受术者反背起，使其双脚离地，利用受术者自身的重力牵拉腰椎片刻，再慢慢将受术者身体下滑，使施术者臀部对准受术者腰骶部病痛之处，做左右摆动，并带动其腰部及下肢做左右摆动，以缓解肌肉痉挛。在受术者肌肉放松、对运动的抵抗降低时，施术者一边分散受术者的注意力，一边做一突发、快速的伸膝、屈髋、挺臀、振腰的动作，以整复错缝的小关节（图 2-6-34）。

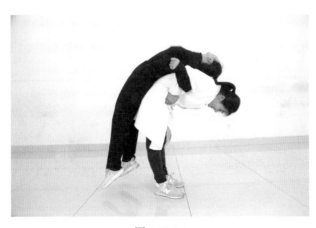

图 2-6-34

2. 操作要领

（1）充分向受术者介绍此方法，将受术者背起时应嘱其放松身体、头宜后仰，紧靠在施术者背部。

（2）做伸膝、屈髋、挺臀动作时，动作要协调连贯，掌握好臀部施力的轻重，以控制受术者脊柱突然加大后伸度。

（3）要掌握好受术者与施术者的身高比例关系，以施术者的臀部能着力于受术者的腰骶部为宜。

3. 注意事项

（1）年老体弱者或有较严重的骨质增生、骨质疏松及其他骨病者禁用。

（2）受术者的腰部持续紧张、痉挛、疼痛较显著时禁用此法。

（3）操作时间不宜过长，操作完毕后要缓慢将受术者放下。

4. 临床应用

背法主要适用于腰椎后关节紊乱、腰椎间盘突出症、急性腰扭伤等症。此法具有松解腰肌痉挛、整复关节错缝、还纳突出物的功效。

背法可使腰椎及其两侧腰肌向后过伸，促使扭错的小关节复位。其优点是可利用受术者自身的重量对腰椎进行牵引，便于腰肌放松，所以临床上对腰肌紧张、不易放松的受术者可考虑选用本法。一般对急性腰扭伤、腰椎后关节紊乱及腰椎间盘突出症都可用本法配合治疗。

五、扳法

使关节做被动的扳动，将受术关节从偏离位恢复至生理位，称为扳法。扳法多以"巧力寸劲"作用于关节，使之瞬间突然受力，从而产生被动的旋转、屈伸、展收等关节运动。扳法可分为颈部扳法、胸椎扳法、腰椎扳法、肩关节扳法、肘关节扳法、腕关节扳法和踝关节扳法。

1. 操作术式

（1）颈部扳法

1）颈椎斜扳法　受术者取坐位，颈部自然放松，头略前俯。施术者站于其身后，用一手扶住后枕部，另一手托起下颌部，两手协同相反方向用力，使头向患侧慢慢旋转（即左病向左旋转，右病向右旋转），当旋转到一定幅度时（即有阻力时）

稍微停顿片刻，随即用"寸劲"做一个有控制的、稍增大幅度的快速扳动，随即松手（图2-6-35）。

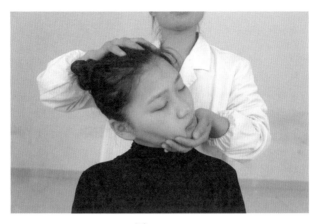

图 2-6-35

2）颈椎旋转定位扳法　受术者取坐位，颈部自然放松。施术者站于其后侧方，用一手拇指顶按住患椎棘突旁，并嘱受术者颈部慢慢前屈，至施术者拇指下感到有棘突运动、关节间隙张开时，即稳住在此幅度，再嘱其向患侧侧屈至最大幅度，然后施术者用另一手托住下颌部，并向患侧方向慢慢旋转，当旋转到有阻力时，随即用"寸劲"做一个有控制的、稍增大幅度的快速扳动（图2-6-36）。

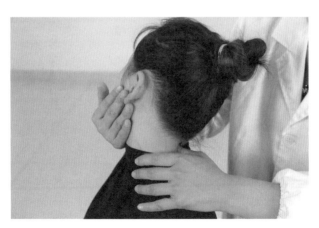

图 2-6-36

3）环枢关节扳法　受术者坐于低凳上，头稍后仰。施术者站于其侧方，一手按住第二颈椎的棘突，另一手肘部托起受术者的下颌部，手掌部绕过对侧耳后，夹住枕骨部，然后逐渐用力将颈椎向上拔伸；在拔伸的基础上，同时使颈椎旋转至有阻力的位置，随即用"寸劲"做一个有控制的、稍增大幅度的快速扳动，顶按棘突的拇指同时协调用力下按（图 2-6-37）。

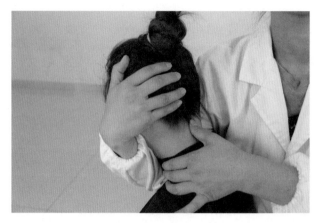

图 2-6-37

（2）胸椎扳法

1）扩胸牵引扳法　受术者取坐位，双手十指交叉相扣并抱住颈项部。施术者站于其后，用一侧膝部顶住背部，用双手掌托住两肘部，使受术者身体缓缓地做前俯后仰的被动动作，数次后，在做后伸运动同时扩胸扳动，数次后做挺胸后伸扳动（图 2-6-38）。

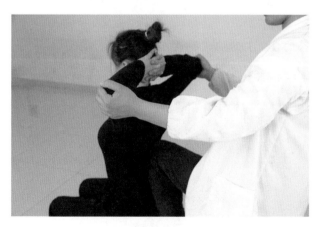

图 2-6-38

2）胸椎对抗复位扳法　受术者取坐位，双手交叉扣置于后枕部，身体略前倾。施术者站于其后，用一侧膝部顶住患部，用双手从受术者腰部伸入其上臂之前、前臂之后，并握住前臂下段，而后嘱受术者做前俯后仰运动数次，之后，在做后伸运动时，施术者双手同时向上、向后牵拉，膝部同时将患椎向前、向下顶按，上下协调动作，对抗用力，扳动其胸椎（图 2-6-39）。

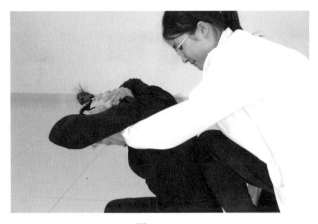

图 2-6-39

3）扳肩式胸椎扳法　受术者取俯卧位，上身自然放松。施术者站于患侧胸椎棘突的偏斜方，以一手掌根抵住偏歪之棘突，另一手从对侧肩腋下穿入扶住肩的前部，并向上抬起，使胸椎旋转至有阻力时，而后双手协同用力，做一个有控制的、稍增大幅度的相反方向的突发性扳动，使之复位（图 2-6-40）。

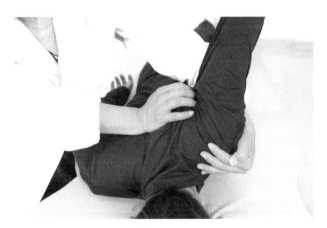

图 2-6-40

（3）腰椎扳法

1）直腰旋转扳法　受术者取坐位，腰椎伸直，施术者与其相对而立，用双腿夹住受术者一侧下肢，一手抵住受术者施术者的肩后部，另一手从受术者另一侧腋下伸入，并抓住肩前部，两手同时用力做相反方向扳动，使腰椎旋转到最大限度时，再做一个有控制的、稍增大幅度的突发性扳动（图 2-6-41）。

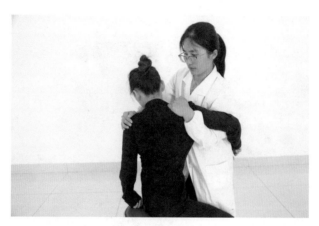

图 2-6-41

2）腰椎斜扳法　受术者取侧卧位，位于下面的下肢自然伸直，位于上面的下肢屈髋屈膝。施术者一手掌按住肩前部向前推动，另一手用肘部（或手掌）抵住臀部向后按压，双手协同用力缓缓推动使其腰椎被动扭动，当旋转至有阻力时，再做一个有控制的、稍增大幅度的突发性扳动（图 2-6-42）。

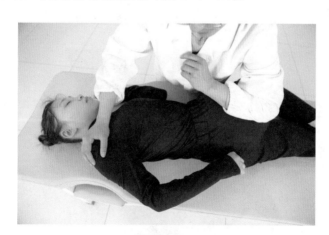

图 2-6-42

3）腰椎旋转定位扳法　受术者取坐位，骑跨于治疗床上，以使骨盆相对固定，双手交叉相扣抱置于脑后颈项部。施术者站于其侧方后，一手拇指按于需要扳动的偏歪之棘突，另一手从患侧腋下穿过并按住颈项部，然后分三步（即腰椎前屈、侧弯、旋转）完成整个动作。首先嘱受术者主动慢慢弯腰，当前屈至施术者拇指指下感到棘突活动时，即稳住此体位，然后向患侧侧弯至一定幅度，使病变节段被限制在这个脊柱曲线的顶点上，接着再做脊柱的旋转运动，将受术者腰部向患侧旋转至最大限度，此时施术者按于颈项部的手用力下压，肩肘部上抬，做一个有控制的、稍增大幅度的突发性扳动，同时拇指用力顶推棘突，常可听到"喀嗒"的响声，并且拇指下有棘突的跳动感，表示手法复位成功（图2-6-43）。

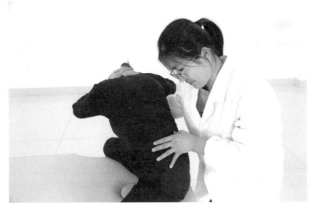

图 2-6-43

4）腰椎后伸扳法

①单腿后伸扳法　受术者取俯卧位，施术者一手紧压其腰部患处，另一手托起患侧下肢的膝部，缓缓提起，当腰椎后伸到最大限度时，双手协同用力，做相反方向的扳动（图2-6-44）。

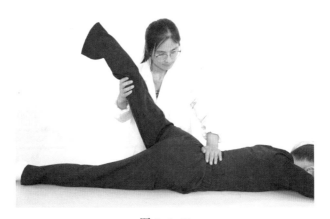

图 2-6-44

②屈膝顶腰后伸扳法　受术者取俯卧位，施术者屈一侧膝部，用膝尖顶住其腰部患处，双手同时握住两踝部，缓缓提起两下肢，做腰部后伸运动，当腰部后伸到

最大限度时，膝部以及双手同时用力扳动腰椎。

③牵引后伸扳法　受术者取俯卧位，全身放松。施术者甲用双手托起受术者双腋下，固定上身，施术者乙用双手握住健侧下肢的踝部，甲乙同时用力缓缓牵拉腰部。然后，施术者丙一手紧压腰部患处，另一手托住患肢的膝部，缓缓提起，当腰椎后伸到最大限度时，双手协同用力扳动腰椎。

（4）肩关节扳法

1）肩关节前屈扳法　受术者取坐位，患侧肩关节前屈30°～50°。施术者半蹲于其患肩前外侧，双手从前后方向将患肩紧紧锁扣住，患侧上臂置于施术者内侧的前臂上或肩上，手与臂部协调施力，将患臂缓缓上抬至肩关节前屈，至有阻力时以"寸劲"做一增大幅度的快速扳动（图2-6-45）。

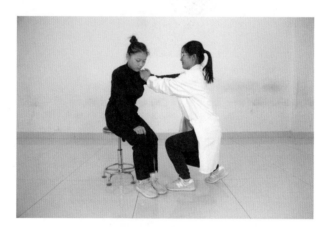

图2-6-45

2）肩关节外展扳法　受术者取坐位，患侧手臂外展45°左右。施术者半蹲于其患肩外侧，将患侧上臂的肘关节上部置于一侧肩上，双手从前后方向紧紧锁扣住患肩。然后施术者缓缓起立，使其肩关节外展，至有阻力时略停片刻，然后双手与身体及肩部协同施力，以"寸劲"做一肩关节外展位增大幅度的快速扳动（图2-6-46）。如有粘连分解时，可听到"嘶嘶"声。

3）肩关节内收扳法　受术者取坐位，患侧上肢屈肘置于胸前，手搭扶于对侧肩部。施术者立于其身体后侧，以一手扶按于患侧肩部以固定，另一手托握于肘部并缓慢向对侧胸前上托，至有阻力时以"寸劲"做一增大幅度的快速扳动（图2-6-47）。

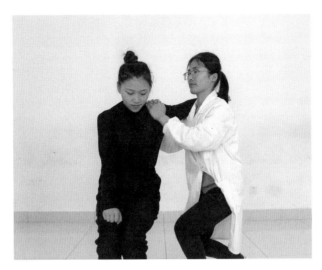

图 2-6-46

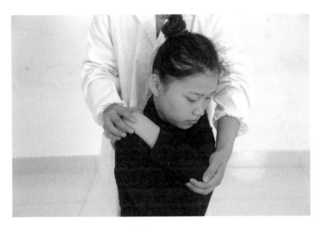

图 2-6-47

4）肩关节旋内扳法　受术者取坐位，患侧上肢的手与前臂置于腰部后侧。施术者立于其患侧的侧后方，一手扶按患侧肩部进行固定，另一手握住手掌将患肢小臂沿其腰背部缓缓上抬，使肩关节逐渐内旋，至有阻力时以"寸劲"做一较快速且有控制的上抬小臂动作，使肩关节旋转至极限（图 2-6-48）。如有粘连分解时，可听到"嘶嘶"声。

5）肩关节上举扳法　受术者取坐位，两臂自然下垂。施术者立于其身体后方，以一手托握住患肩侧上臂下段，并自前屈位或外展位缓缓向上抬起，至120°～140°时，以另一手握住前臂近腕关节处，双手协调施力，向上逐渐拔伸牵引，至有阻力时以"寸劲"做一较快速且有控制的向上扳动（图 2-6-49）。

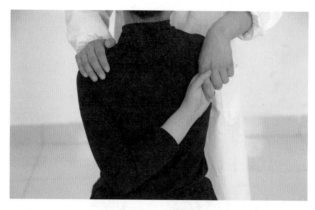

图 2-6-48

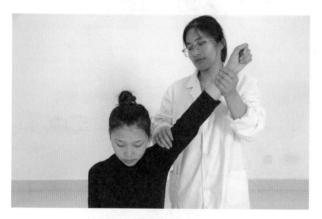

图 2-6-49

（5）肘关节扳法

受术者取坐位，上肢放松。施术者立于其侧后方，用一手扶住肘关节后上方，另一手扶住腕部，先将肘关节缓慢地伸直到最大限度，随后双手协调地做相反方向运劲，轻快地扳动肘关节（图 2-6-50）。

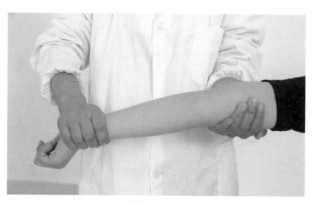

图 2-6-50

（6）腕关节扳法

1）屈腕扳法　施术者与受术者相对而坐或位于受术者一侧，一手捏住受术者前臂远端，另一手握住手掌，先反复屈伸腕关节，然后将腕关节屈曲并加压，至有阻力时以"寸劲"做一较快速且有控制的屈腕动作（图 2-6-51）。

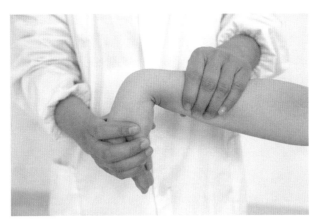

图 2-6-51

2）伸腕扳法　施术者与受术者相对而坐或位于受术者一侧，一手捏住受术者前臂远端，另一手握住手掌，先将腕关节背伸至阻力位，再以"寸劲"做一较快速且有控制的背伸推动（图 2-6-52）。

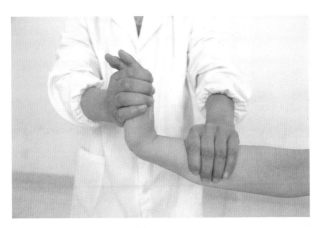

图 2-6-52

（7）踝关节扳法

1）跖屈扳法　受术者取仰卧位，下肢伸直。施术者一手托住脚踝，另一手握住脚掌，双手协调用力，在将踝关节跖屈至有明显阻力时，以"寸劲"做一较快速且有控制的跖屈扳动（图2-6-53）。

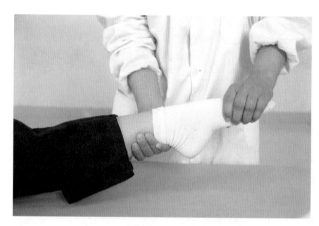

图 2-6-53

2）背伸扳法　受术者取仰卧位，下肢伸直。施术者一手托住脚踝，另一手握住脚掌，两手协调用力，在将踝关节背伸至有明显阻力时，以"寸劲"做一较快速且有控制的背伸扳动（图2-6-54）。

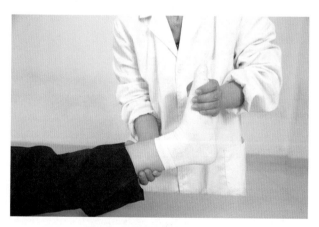

图 2-6-54

2. 操作要领

（1）操作时要顺应关节的生理功能，因势利导，不能超出或违反关节的生理功能范围，忌强拉硬扳。

（2）扳法是一个有控制、有限度的被动运动，要分阶段进行，即先使要扳的关节极度伸展或旋转，在保持这一位置的基础上再做一个突发性的、稍增大幅度的、有控制的扳动。

（3）突发性扳动的动作要干脆利落，用力要短暂、迅速，做到发力要快、时机要准、力度适当、收力及时。

3. 注意事项

（1）年老体弱者或有较严重的骨质增生、骨质疏松者慎用扳法，对于骨关节结核、骨肿瘤者禁用扳法。

（2）不可逾越关节运动的生理范围；不可粗暴用力和使用蛮力；不能强求关节的弹响声，以免造成不必要的损伤。

（3）诊断不明确的脊柱外伤及带有脊髓症状体征者禁用扳法。

4. 临床应用

扳法主要适用于各脊柱节段、肩关节、腕关节和踝关节，多用于治疗颈椎病、落枕、环枢关节半脱位、肩周炎、腰椎间盘突出症、脊椎小关节紊乱、四肢关节外伤后功能障碍等症。

模块三

推拿复式手法
和特殊手法

推拿复式手法是推拿单式手法的叠加复合，特殊手法是单式手法与穴位或部位结合的手法。本模块主要介绍六种复式手法和三种特殊手法。由于复式手法和特殊手法构成较为复杂，所以在手法操作上均有一定的难度，需反复练习才能系统掌握，故应重视此类手法的训练。

课题一
复式手法

复式手法是指由两种或两种以上手法叠加复合而成的一类推拿治疗手法，主要包括按揉法、拿揉法、揉捏法、牵抖法、推摩法和踩跷法。

一、按揉法

在按法的基础上配合揉法叠加复合而成的手法，称为按揉法。按揉法可分为指按揉法和掌按揉法。

1. 操作术式

（1）指按揉法

施术者用单指或双指指面按压于受术部位，按照揉法的动作要领进行节律性的揉动（图3-1-1）。

（2）掌按揉法

施术者用单掌或双掌叠按于受术部位，按照揉法的动作要领进行节律性的揉动。施术者上身略前倾以增加按揉力度，单掌按揉时以掌根部为着力部位，双掌按揉时以全掌或掌根部为着力部位（图3-1-2）。

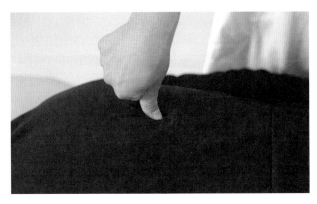

图 3-1-1

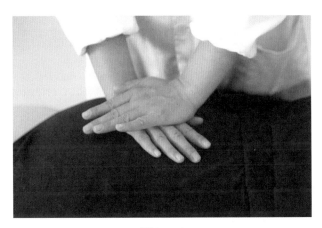

图 3-1-2

2. 操作要领

（1）指按揉法腕宜悬。拇指按揉法可以直腕操作，但多数情况下应悬腕操作。当悬腕角度达 60° 左右时，前臂与拇指易于发力，同时腕关节容易做出一个小的旋动，余指也易于助力。

（2）单掌按揉法发力部位主要在前臂和上臂，应以肘关节和肩关节为支点。操作时压力不可过大，过大则手法易僵硬，应以柔和为主。

（3）双掌按揉法宜巧用身体上半部分的重量，以肩关节为支点，将身体上半部分的重量节律性地前倾后移，通过上、前臂传到手部，切忌手部单独用力。

3. 注意事项

（1）按揉法属于刚柔并济的手法，操作时不可失之偏颇，既不可偏重于按，又不可偏重于揉。注意按揉法的节奏性，既不可过快，又不可过慢。

（2）按揉法宜按揉并重，将按法和揉法有机结合，做到按中含揉、揉中寓按、刚柔并济、缠绵不绝。

4. 临床应用

按揉法动作形式多样，作用范围广泛，且轻重缓急可随证应变，故临床应用时能够取得局部和全身的双重治疗效果。单拇指按揉法适用于全身各部经络腧穴，尤以颈项部、头面部、上肢常用；双拇指按揉法适用于颈项部、背部、腰部、臀部和下肢。单掌按揉法适用于背部、下肢后侧和肩部，双掌按揉法适用于背部、腰部、臀部和下肢后侧。

二、拿揉法

在拿法的基础上配合揉法叠加复合而成的手法，称为拿揉法。拿揉法可缓和拿法动作刺激强度。

1. 操作术式

掌握以"拿法为主、揉法为辅"的原则。施术者拇指与其他手指在做捏、提时增加环转揉捏动作（图 3-1-3）。操作时两种手法不可分开进行，还要避免手法僵硬。

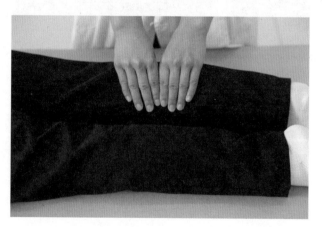

图 3-1-3

2. 操作要领

（1）拿揉法在拿中含有一定量的环转揉动，以拿为主，以揉为辅。

（2）操作时手法要自然流畅，不可呆滞僵硬。

（3）拿揉肢体时可边拿揉边移动。

3. 注意事项

拿揉法取两种手法之长，既有拿法的刺激强度，配以揉法又可缓和强刺激所带来的不适感，比单纯拿法更柔和舒适，易被受术者接受。

4. 临床应用

拿揉法适用于颈椎病、落枕、肩周炎、四肢酸痛乏力等症及肩井、四肢操作。

三、揉捏法

揉捏法由揉法和捏法叠加糅合组成，既可单手揉捏，也可双手操作。

1. 操作术式

施术者拇指自然外展，其余四指并拢，以拇指与其余四指指腹操作于受术部位。指、掌与前臂主动运动，带动腕关节做轻度旋转运动，使拇指与其余四指对合施力，捏而揉之，揉而提之，捏中含揉，揉中会捏，从而产生节律性的揉捏动作（图 3-1-4）。在揉捏动作中，揉以拇指为主，余四指为辅，而捏以拇指为辅，余四指为主。

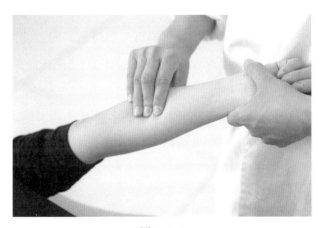

图 3-1-4

2. 操作要领

（1）要以拇指与其余四指指腹为着力面，不可用指端着力。

（2）指掌部为揉捏法的主要发力部位，故腕关节为揉捏法的第一支点。前臂宜轻度发力，故肘关节为第二支点。前臂之所以要成为次要发力部位，其目的是使腕关节产生旋动，只有腕关节产生了旋动，拇指与其余四指才会产生协调的揉捏复合动作。

3. 注意事项

（1）注意手法操作的准确性，要与拿法、按揉法区分开。

（2）要根据不同的部位和病情适度发力。

4. 临床应用

揉捏法主要用于治疗颈椎病、落枕、运动性疲劳及胸闷、胸痛等症，可作为主要手法使用。

四、牵抖法

在牵拉拔伸的基础上配合抖法的动作形态协同应用的手法，称为牵抖法。牵抖法分为上肢牵抖法、下肢牵抖法和腰部牵抖法。

1. 操作术式

（1）上肢牵抖法

受术者取坐位，施术者用双手握住其腕关节近端，先拔伸片刻，待肩部放松时减缓牵引力，做2～3次较大幅度的抖动，使抖动力作用于肩关节。

（2）下肢牵抖法

受术者取俯卧位，施术者用双手握住其踝关节近端，先拔伸片刻，待髋部放松时减缓牵引力，做2～3次较大幅度的抖动，使抖动力作用于髋关节。

（3）腰部牵抖法

受术者取俯卧位，全身放松，双手扶握于床头固定上身。施术者双手分别紧握其两踝部，先做腰部牵引，使腰部充分放松后，再使劲提抖下肢，以带动腰部充分抖动，连续抖动3次。

2. 操作要领

（1）施术者应放松身体、自然呼吸，操作过程中不可屏气。

（2）牵抖法与抖法动作形态基本相似，但牵抖法强调牵拉的作用力，在牵拉的基础上做抖法，使牵引力与抖动力有机结合，先牵后抖，使作用关节在牵拉的前提下得到抖动，更利于关节松动。

3. 注意事项

（1）年老体弱者或有较严重的骨质增生、骨质疏松及其他骨病者禁用此法。

（2）受术者的患处持续紧张、痉挛、疼痛较显著时禁用此法。

4. 临床应用

牵抖法可弥补牵拉拔伸动作单一的缺点，能明显增强手法的作用效果，常用于腰部、肩关节和髋关节的操作。

五、推摩法

推摩法由一指禅偏峰推法与指摩法复合而成，即一指禅偏峰推法与其余四指的摩动同时操作，手法难度较高。

1. 操作术式

施术者将拇指桡侧偏峰着力于体表穴位或经络上，其余四指并拢，掌指部自然伸直，将其余四指指面着力于相应的受术部位，腕关节放松、屈曲 25° 左右，前臂主动运动，使腕关节做旋转运动并同时左右摆动，以带动拇指做连续的一指禅偏峰推法，同时使其余四指指面在施术部位环形摩动（图 3-1-5）。

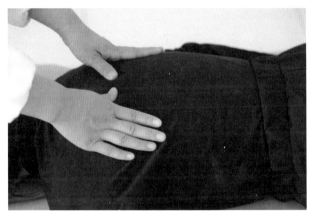

图 3-1-5

2. 操作要领

（1）施术者以拇指桡侧偏峰着力吸定于治疗部位，做一指禅偏峰推法操作，其余四指并拢，掌指部自然伸直，指面附着于治疗部位，随着腕关节的摆动做环形摩动。

（2）推摩速度不宜过快，用力不宜过大，以自然下压力为度。

3. 注意事项

推摩法较难操作，要注意动作的连贯性和协调性，反复练习后方可熟练运用。

4. 临床应用

推摩法可用于治疗胸闷、咳喘、纳呆纳差、腹胀呃逆、胸胁屏伤、胁痛、月经不调、痛经、癃闭等症。

六、踩跷法

以足掌前部按一定的技巧踩踏肢体的一定部位，并做各种动作，以防治疾病的方法称为踩跷法。

1. 操作术式

受术者取俯卧位，胸前以及大腿前各垫 3 ~ 4 只软枕，使腰部腾空离床 10 厘米左右。施术者双手攀扶预设的横木，以调节自身的重量和控制踩踏的力量，然后用双足踩踏受术者的腰部（足尖向前），并做适当的弹跳动作。踩踏时，以足前部着力于受术部位，足跟提起，运用膝关节的伸屈运动使身体一起一落，对腰部进行一压一弹的连续刺激，一般可连续弹压 10 次左右。

2. 操作要领

（1）施术者双手不能离开扶手，以攀持扶手来调节自身重量和控制踩踏力量。

（2）施术者应根据受术者体质，对踩踏力量进行增减。踩踏时以足前掌部着力，足尖不要离开腰部。

（3）施术者做弹跳起落动作时须与受术者呼吸相配合，即弹起时受术者吸气，踩下时受术者呼气。受术者切不可屏气，以免胸胁屏伤。

3. 注意事项

（1）受术者要全身放松，治疗前要排空大小便、放松腰带。

（2）年老体弱、脊柱强直、患有心血管疾病以及骨质疏松或曾有骨质病变、脊柱骨折者禁用此法。另外，妇女经期、孕期也不宜使用。

（3）踩踏的力量和次数应根据受术者的体质和病情而定，适可而止。如果在施术过程中受术者难以忍受或不配合，应立即停止，以防止发生意外。

4. 临床应用

踩跷法临床上仅用于腰部，专治腰椎间盘突出症、顽固性腰腿痛、腰脊柱后突等症。由本法发展的踩背法已广泛应用于保健推拿。

课题二
特殊手法

学习目标

◆ 了解特殊手法的定义、分类和临床应用。

◆ 掌握特殊手法的操作要领及技能。

◆ 能够熟练地将特殊手法应用于适用部位。

一种或几种单式手法与某一穴位或部位结合在一起，形成的在技术操作和临床应用等方面具有特殊性的一类推拿手法，称为特殊手法。特殊手法主要包括扫散法、推桥弓法和捏脊法。

一、扫散法

用拇指桡侧或其余四指指端以较快速度自头颞部向脑后做单向推摩的手法，称为扫散法。

1. 操作术式

受术者取坐位或仰卧位；取坐位时，施术者面对受术者而立；取仰卧位时，施术者立于受术者体侧。施术者一手扶住受术者头部一侧，另一手拇指伸直，其余四指并拢、微屈，将拇指桡侧紧贴率谷穴（耳尖直上入发际 1.5 寸处），其余四指置于耳后高骨，使食指与耳上缘平齐，而后以率谷穴为中心，稍用力在头颞部做由前上向后下的快速单向推动，即使拇指在额角发际至耳上范围内移动，其余四指在枕骨两侧的上下范围内移动，左右交替进行，每侧 50 ~ 200 次（图 3-2-1）。

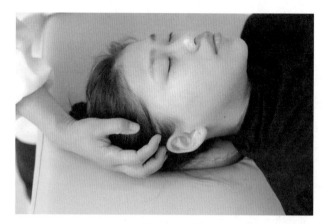

图 3-2-1

2. 操作要领

（1）腕关节放松，以前臂主动的屈伸运动带动腕关节来回摆动。

（2）应保持受术者头部固定，勿来回摇动，以免引起头晕等不适。

（3）力量应适中，推出时以拇指桡侧接触到皮肤为度，勿过分加力或浮于头发之上，收回时微微离开皮肤。

3. 注意事项

（1）受术者要全身放松，施术者注意动作连贯、快慢适度、轻重有致、一气呵成。

（2）操作时应顺发而动，头发较多者可将拇指伸入发间进行操作，避免牵拉发根而导致疼痛。

4. 临床应用

扫散法具有祛风散寒、平肝潜阳、通经止痛的功效，用于治疗头痛、眩晕、高血压、不寐等症。

二、推桥弓法

用拇指指腹自翳风穴垂直向下推至缺盆穴的手法，称为推桥弓法。

1. 操作术式

受术者取坐位，施术者站于其体侧，一手虎口张开，扶住前额，另一手四指并拢，拇指分开呈八字形，用拇指指腹由枕骨乳突（翳风穴）处，自上而下，垂直推至锁骨上窝（缺盆穴）处，左右交替进行，每侧 50 ～ 200 次（图 3-2-2）。

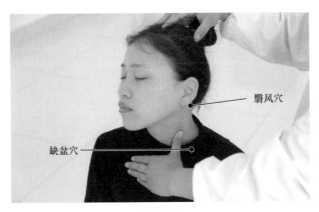

翳风穴

缺盆穴

图 3-2-2

2. 操作要领

（1）推前需先在局部皮肤表面涂适量的介质，以免损伤皮肤。

（2）向下推动过程中，拇指指腹必须紧贴于皮肤表面；向上收回过程中，拇指指腹可稍微离开皮肤。

（3）拇指推行路线尽可能长一些。

3. 注意事项

（1）推桥弓时用力宜缓和，只能一侧一侧地进行，千万不要两侧同时进行。桥弓穴下有颈动脉窦，若指下推力过大，易刺激颈动脉窦，引起头晕、头昏。

（2）操作时用力宜轻不宜重，速度宜快不宜慢，推行路线宜直不宜曲，速度和力量应保持均匀一致，即符合"轻、快、匀、直"的动作要求。

4. 临床应用

推桥弓法具有平肝熄风、降气平喘、醒脑安神的功效，用于治疗头痛、眩晕、高血压等症。

 知识拓展

《灵枢·刺节真邪》中记载"……以两手四指挟按颈动脉，久持之，卷而切，推下至缺盆中，而复止如前，热去乃止，所谓推而散之者也"，这其中讲的挟按、切推的就是桥弓穴。从现代解剖学来看，人体的压力感受器——颈动脉窦正处在桥弓穴上，推桥弓法正是通过推拿颈动脉窦而使人的心率减慢、血管扩张，从而达到降血压的目的。

三、捏脊法

用双手沿背部督脉及其两侧膀胱，自下而上边捏边连续不断地向上推移的手法，称为捏脊法。因该法治疗小儿疳积有特效，故又称捏积法。

1. 操作术式

受术者取俯卧位，背部肌肉放松。施术者站于侧方，用两手拇指桡侧顶住脊柱两侧皮肤，其余四指前按，相对用力（着力点为拇指、食指、中指）捏起皮肤，从腰骶部开始，双手交替捻动，边捏边提边向上推移，至颈部大椎穴止，捏至最后一遍时每捏三次增加一个较重的提拉动作，谓之"捏三提一"法。同法沿华佗夹脊穴和膀胱经第一侧线进行操作，每一条线反复操作 3 ~ 5 遍（图 3-2-3）。

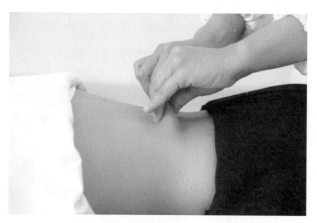

图 3-2-3

2. 操作要领

（1）腕部放松，手指微屈，以指腹捏提，不可用指甲掐压。

（2）提拿皮肤的多少要适当，提拿太多，手法不易向前捻动推进，提拿太少则易滑脱，导致手法失效。

（3）操作顺序是捏住→提起→捻动→推移→捏住→提拉，循环操作。

3. 注意事项

（1）捏起时不可拧转肌肤。

（2）为缓解皮肤的不适感，可在每捏完一遍后以食指、中指、环指三指顺原路自上而下抹 3 ~ 5 遍。

（3）操作之前可在皮肤表面涂适量的介质。

4.临床应用

捏脊法广泛应用于多种慢性疾病的治疗，特别对于小儿疳积、腹泻、呕吐、消化不良、食欲不振等有很好的疗效，对成人的脾胃虚弱、慢性腹泻、月经不调、痛经、神经衰弱、失眠等慢性病也有一定效果。此外，该法还可用于小儿保健，能增进食欲、强壮身体，促进小儿生长发育，增强抗病能力。

 知识拓展

二指捏法：手握空拳，食指屈曲，以食指中节桡侧顶住皮肤，拇指前按与食指中节相对用力，将皮肤捏起。此法刺激较强，适用于背部感觉较迟钝或捏脊法治疗效果不明显者。

模块四
推拿常规操作

推拿手法可以根据人体的部位（穴位）不同划分为几十种乃至几百种常规操作法，推拿常规操作法是推拿基础手法的多元分解和具体体现。推拿常规操作法一般以手法加部位（穴位）或部位（穴位）加手法命名。本模块将人体按头面部、颈项部、腰背部、胸腹部、上肢、下肢进行划分，详尽阐述各部位的常规操作法。

课题一
头面部推拿操作

学习目标

◆ 了解头面部推拿操作的临床应用。

◆ 掌握头面部推拿操作的要领及技能。

◆ 能够熟练地将头面部推拿操作应用于适用部位。

头面部五官与人体脏腑、组织器官在生理、病理上密切相关。通过头面部的推拿，可以调节神经的兴奋与抑制过程，改善和促进局部血液循环，从而达到养生祛病、除皱美容的目的。

头面部由于皮肤组织薄弱、敏感程度较高，故临床上常选用较轻快、柔和的手法，如一指禅推法、揉法、抹法、摩法、扫散法等。头面部推拿操作具有疏风解表、开窍醒脑、安神明目、舒筋美容等功效，可用于头痛、偏头痛、鼻塞、牙龈肿痛、耳鸣、失眠、眩晕、面瘫、劳倦内伤等病症，以及近视、斜视、目赤肿痛、两眼酸胀干涩、视物模糊等眼疾的治疗。成人和小儿均可应用。

一、推前额法

操作：受术者取坐位或仰卧位，施术者位于其前方或头端。受术者取坐位时，施术者一手固定头部，另一手拇指指腹从印堂穴至前发际直推，其余四指固定于额部。受术者取仰卧位时，施术者可用双手拇指指腹从印堂穴至前发际交替直推，其余双手四指固定于颞部，反复操作 10 ~ 20 次（图 4-1-1）。此法也可用一指禅推法操作。

适应证：前额头痛、头晕、眼花、鼻塞等。

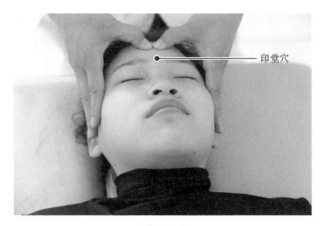

图 4-1-1

二、压三经法

操作：受术者取仰卧位，施术者位于其头端，以双手拇指指腹为着力点，先从印堂穴密集按压至神庭穴，也可按压至百会穴，再用两手拇指同时从两侧鱼腰穴密集按压至头维穴，反复操作 20 ~ 50 次（图 4-1-2）。

适应证：前额头痛、头昏、眼花等。

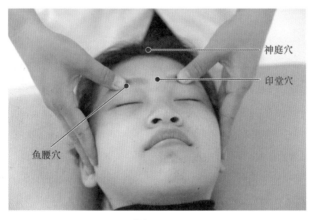

图 4-1-2

三、分抹前额法

操作：受术者取仰卧位或坐位，施术者用双手拇指从前额部正中向头两侧分抹，仰卧位时也可用双手大鱼际着力，反复操作 5 ~ 8 次（图 4-1-3）。

适应证：感冒头痛、头昏眼花、视物模糊等。

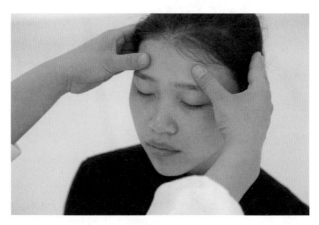

图 4-1-3

四、按压眉弓法

操作：受术者取仰卧位，施术者位于其头端，用双手拇指外的四个手指指腹着力，从攒竹穴分别沿眉弓向两边按压，力量不可过大，反复操作 3 ～ 5 次（图 4-1-4）。

适应证：眉棱骨痛、头昏眼花、视物模糊等。

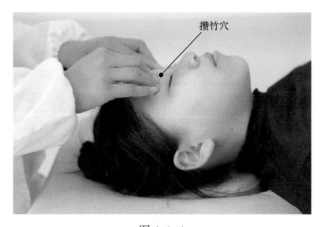

图 4-1-4

五、揉眉弓法

操作：受术者取仰卧位，施术者以双手食指、中指或拇指指腹着力，自攒竹穴沿眉弓向两侧揉至太阳穴，拇指揉时也可应用于坐位，反复操作 5 ～ 10 次（图 4-1-5）。

适应证：头痛、眼花、鼻塞、近视等。

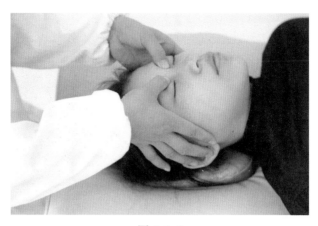

图 4-1-5

六、揉前额法

操作：受术者取仰卧位或坐位，施术者一手扶住头部，另一手以大鱼际着力在前额部揉动，用力要柔和适中，操作 1 ~ 2 分钟（图 4-1-6）。

适应证：头痛、失眠等。

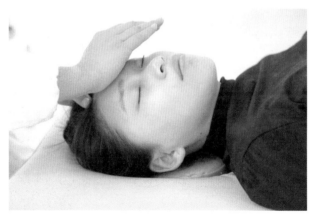

图 4-1-6

七、指腹叩前额法

操作：受术者取仰卧位或坐位，施术者位于其头端或头侧后方，用食指、中指、环指、小指指腹轻叩，自眉间叩向前发际，多用单手操作，操作约 2 分钟（图 4-1-7）。

适应证：头痛、失眠、头晕眼花等。

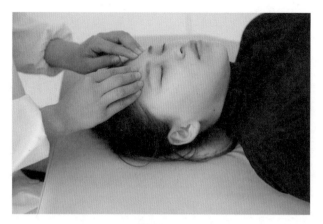

图 4-1-7

八、抹眼球法

操作：受术者取仰卧位，闭目。施术者位于其头端，用双手拇指指腹着力，自目内眦经眼睑抹至太阳穴，手法要轻快、柔和，反复操作 30 ～ 50 次（图 4-1-8）。

适应证：头痛、失眠、头昏眼花、目胀、心悸等。

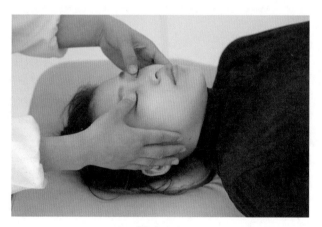

图 4-1-8

九、揉睛明法

操作：受术者取仰卧位，施术者位于其头端，用双手中指或食指指腹着力勾揉睛明穴 30 ～ 50 次（图 4-1-9）。如受术者取坐位，施术者可立于其前方，双手交叉，双手拇指指腹着力按揉睛明穴，也可用单手拇指、食指指腹拿揉睛明穴。

适应证：头痛、目胀、目痛、眼花、流泪、失眠等。

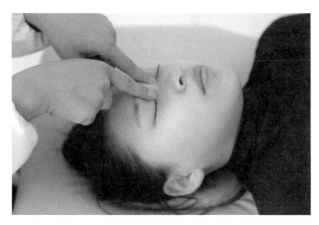

图 4-1-9

十、一指禅推眼周法

操作：受术者取坐位或仰卧位，微闭双眼，取坐位时施术者位于其前方，取仰卧位时施术者位于其头端。施术者用一指禅偏峰推法或指腹推法先自左眼睛明穴沿上眼眶向外推至目外眦，再沿下眼眶向内推至右睛明穴，再按照上眼眶向外、下眼眶向内的顺序做"8"字形环推，往返操作 3～5 次。此法须在一指禅偏峰推法熟练后方可操作，以免因手法不熟练伤及眼球（图 4-1-10）。

适应证：近视、视物酸胀、干涩等眼疾及眉棱骨痛、失眠、眩晕等。

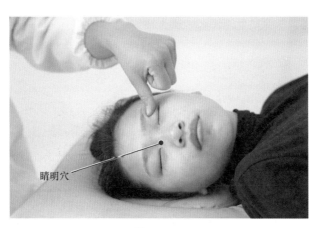

睛明穴

图 4-1-10

十一、分抹眼眶法

操作：受术者取仰卧位，施术者位于其头端，用两手食指、中指、环指指腹或拇指指腹着力，分别从睛明穴开始，沿眶上缘分抹至瞳子髎穴，并可再做轻轻揉摩，反复操作 5 ~ 10 次；再分别从目内眦开始，沿眶下缘分抹至瞳子髎穴，并可再做轻轻揉摩，反复操作 5 ~ 10 次（图 4-1-11）。

适应证：眉棱骨痛、假性近视、失眠等。

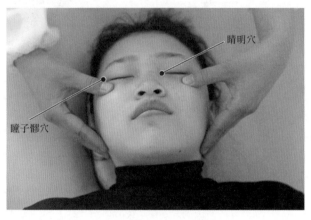

图 4-1-11

十二、揉太阳法

操作：受术者取仰卧位或坐位，取仰卧位时施术者位于其头端，取坐位时施术者位于其前方或后方。施术者以拇指、食指、中指或食指、中指、环指指腹着力，在两侧太阳穴同时揉动，操作 1 ~ 3 分钟（图 4-1-12）。

适应证：头痛、失眠、目疾等。

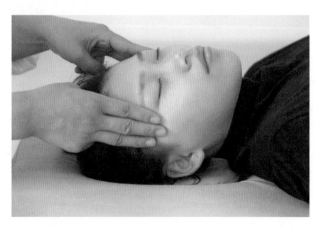

图 4-1-12

十三、勾抹两颞法

操作：受术者取坐位，施术者立于其身后，双手张开，拇指在后抵在枕骨两侧，其余四指自然屈曲，以双手食指桡侧着力，在太阳穴上回旋抹揉 3 ～ 5 次，再逐渐向上沿足少阳胆经做弧线推抹（图 4-1-13）。

适应证：头痛、头昏、头胀、失眠、耳鸣等。

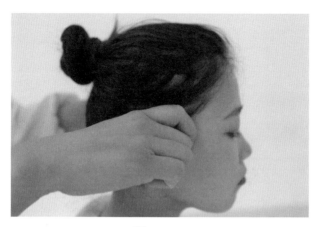

图 4-1-13

十四、指揉面穴法

操作：受术者取仰卧位，施术者位于其头端，用双手拇指或中指指腹着力做按揉法操作，穴位操作顺序依次为睛明→迎香→人中→地仓→承浆→大迎→颊车→下关→听宫→太阳等，每穴操作 20 秒，反复操作 2 ～ 3 次（图 4-1-14）。

适应证：头痛、鼻塞、牙痛、耳鸣、面瘫等。

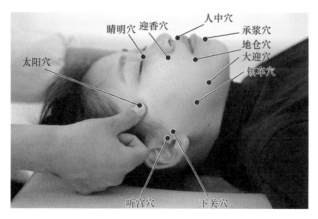

图 4-1-14

十五、振耳法

操作：受术者取仰卧位或坐位，取仰卧位时施术者位于其头端，取坐位时施术者位于其前方或后方。施术者用两手掌分别按两耳孔或将耳廓自后向前压倒堵住耳孔，然后做有节律的快速抖动半分钟，受术者耳中可感觉嗡鸣声，然后松开，反复操作 2 ~ 3 次。也可用食指或中指分别塞入受术者耳孔，松紧适度，然后做振法1 分钟左右，操作完后双手快速拔出，反复操作 2 ~ 3 次（图 4-1-15）。

  适应证：耳鸣、耳聋等。

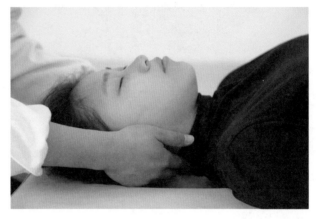

图 4-1-15

十六、揉耳法

  操作：受术者取仰卧位或坐位，取仰卧位时施术者位于其头端，取坐位时施术者位于其前方或后方。施术者用拇指指腹和屈曲食指桡侧着力从耳垂至耳尖揉捏5 ~ 10 次，结束时用拇指指腹和屈曲食指桡侧着力向外下方轻拉耳垂 5 ~ 10 次（图 4-1-16）。

  适应证：耳鸣、耳聋、失眠等。

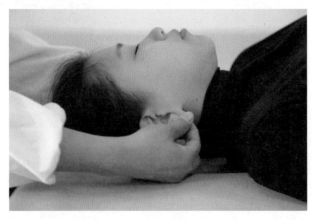

图 4-1-16

十七、拿头法（又称拿五经法）

操作：受术者取仰卧位或坐位，取仰卧位时施术者位于其头端，取坐位时施术者位于其后方。施术者以五指拿头顶督脉和两旁的足太阳膀胱经、足少阳胆经分布区，自前发际经头顶向后拿至枕部，止于两侧风池穴，反复操作 5～8 次（图 4-1-17）。

适应证：头痛、头胀、失眠等。

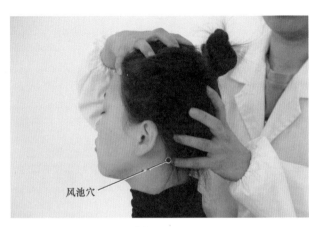

图 4-1-17

十八、头部梳理法

操作：受术者取坐位，施术者位于其侧前方，五指屈曲自然分开，指峰着力，从前向后两手同时或交替轻快地梳擦，反复操作 20～30 次（图 4-1-18）。受术者取俯卧位和侧卧位时也可进行此法。

适应证：头痛、头胀、头痒、失眠、健忘等。

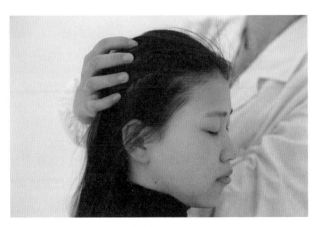

图 4-1-18

十九、搔头法

操作：受术者取仰卧位或坐位，施术者五指屈曲并自然分开，指腹着力，手指插入发中触及皮肤，然后进行轻快的抓挠，操作 3 ～ 5 分钟（图 4-1-19）。

适应证：头痛、头胀、头痒、头麻等。

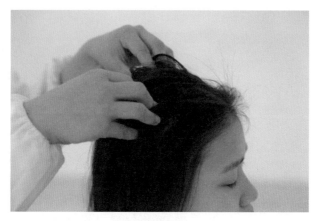

图 4-1-19

二十、擦头法

操作：受术者取仰卧位或坐位，取仰卧位时施术者位于其头端，取坐位时施术者位于其后方。施术者一手固定头部，另一手五指屈曲并自然分开，指腹着力，腕部快速摆动做擦法，操作 3 ～ 5 分钟（图 4-1-20）。也可用大鱼际进行操作。

适应证：头痛、头胀、头痒、头麻等。

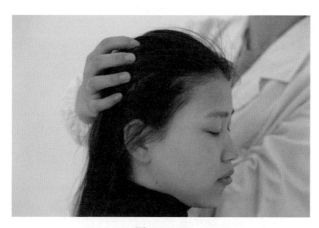

图 4-1-20

二十一、头部对压法

操作：施术者两手掌分别按压于受术者两颞部，相对按压半分钟，力量不可过大（图4-1-21）。

适应证：头痛、头昏、失眠等。

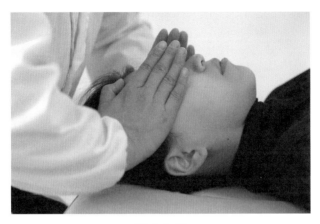

图4-1-21

二十二、提头皮法

操作：受术者取坐位或卧位，施术者掌心向下四指屈曲略分开插入发中，以指间隙夹住发根后向上提拉2次（图4-1-22），不可过度用力。在两颞部操作时用力要小一些。

适应证：头痛、头昏、失眠、头麻等。

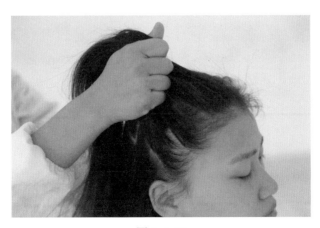

图4-1-22

二十三、头部叩击法

操作：受术者取坐位或卧位，施术者用四指指腹或小指尺侧轻快叩击头部 2 ~ 3 分钟（图 4-1-23）。

适应证：头痛、头胀、头麻、失眠等。

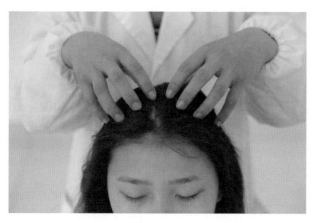

图 4-1-23

二十四、推少阳法

操作：受术者取坐位或仰卧位，施术者立于其前方或坐于其头端，用双手拇指桡侧或食指、中指、环指、小指四指指腹着力，从两鬓开始沿颞部少阳经向枕后部推，反复操作 20 ~ 30 次（图 4-1-24）。

适应证：偏头痛、失眠、健忘、头胀等。

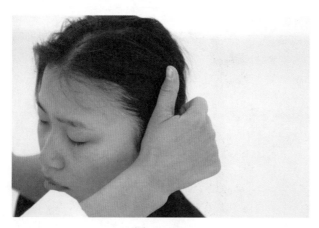

图 4-1-24

课题二
颈项部推拿操作

➕ **学习目标**

◆ 了解颈项部推拿操作的临床应用。

◆ 掌握颈项部推拿操作的要领及技能。

◆ 能够熟练地将颈项部推拿操作应用于适用部位。

颈项部为督脉和足太阳膀胱经、足少阳胆经循行所过部位，同时颈项部的大椎穴为手足六阳经交汇的部位。推拿颈项部不仅可以疏通局部经络，还可以汇通六阳经之气血，对于改善颈项部局部及上肢酸痛沉重、肌肉僵硬、大脑供血不足、头痛、头晕眼花等症均有很好的效果。

颈项部由于具有肌肉韧带较发达、张力较大、与发际相接、皮肤不易活动等特点，临床上常选用较稳定、渗透力较强的手法，如揉法、按揉法、一指禅推法、滚法、拿法、按法、捏法、拨法等。颈项部推拿操作可防治的疾病有颈椎病、落枕、肩周炎、高血压、感冒、头痛、偏头痛、头晕、目眩、失眠、多梦、健忘、神经衰弱、耳鸣、心悸、脑萎缩、聤耳、额窦炎等。

一、掌揉颈项法

操作：受术者取坐位，施术者一手扶头部，另一手掌根部着力于一侧颈部，自风府穴而下，缓慢、有节律性地揉至颈根部，反复操作 2 ~ 3 分钟（图 4-2-1）。本法适用于颈项肌肉较发达且耐受力较强的受术者，操作过程中在痛点明显的部位宜做重点揉动。

适应证：颈椎病、高血压、头痛等。

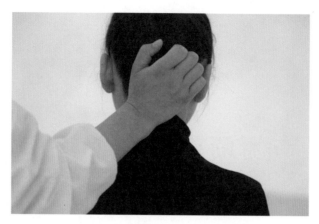

图 4-2-1

二、揉大椎法

操作：受术者取坐位，施术者一手握实拳，以拳面四指的第一节指背或掌根部、拇指指腹着力于大椎穴处，缓慢揉动 2 ～ 3 分钟（图 4-2-2）。

适应证：颈椎病、背肌劳损、形寒肢冷等。

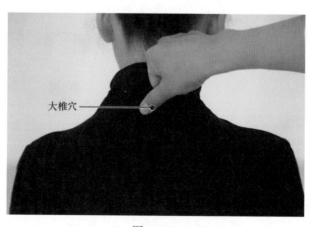

大椎穴

图 4-2-2

三、按揉风池法

操作：受术者取坐位，施术者一手扶定前额部，另一手以拇指指端或指腹置于一侧风池穴处，由轻而重按揉 2 ～ 3 分钟，做完一侧再做另一侧（图 4-2-3）。

适应证：风寒感冒、颈项强痛等。

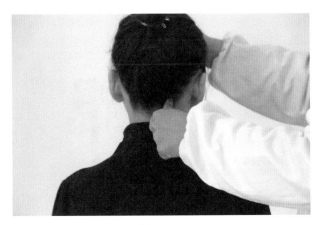

图 4-2-3

四、按揉颈项法

操作：受术者取坐位，施术者以单手或双手拇指指端或指腹着力于颈肌外侧缘，自风池穴而下，有节律性地按揉至颈根部，反复操作 2 ~ 3 分钟（图 4-2-4）。本法在操作过程中应把力放在拇指上，其余四指均置于颈肌的另一侧助力，似拿而非拿。痛点明显的部位可在局部做重点按揉。

适应证：颈椎病、落枕、风寒感冒、高血压、头痛等。

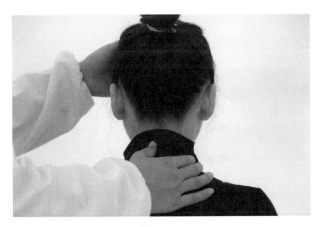

图 4-2-4

五、按揉天鼎法

操作：受术者取坐位，施术者一手扶按对侧头顶部，另一手拇指指端或指腹着力于一侧天鼎穴处，由轻而重地按揉 1 ~ 2 分钟，用力大小视受术者的耐受程度而定（图 4-2-5）。此穴恰好位于胸锁乳突肌中点的后缘，肌下为颈丛神经的发出点，因此是治疗颈椎病、偏头痛等病的要穴之一。

适应证：颈椎病、偏头痛、落枕等。

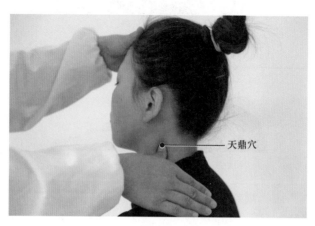

图 4-2-5

六、一指禅推颈椎法

操作：受术者取坐位，施术者立于其侧后方，一手固定头部，另一手以拇指指端或指腹吸定于风府穴处，用均匀柔和的一指禅推法逐渐向下推至大椎穴处，反复操作 5 ~ 7 分钟（图 4-2-6）。

适应证：颈椎病、落枕、头痛、失眠、眩晕等。

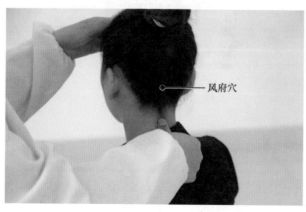

图 4-2-6

七、蝴蝶双飞法

操作：受术者取坐位，施术者立于其后方，用双手拇指指端分别着力于颈项部两侧，其余四指自然伸开，两手同时用一指禅推法操作 1 ~ 3 分钟，形似蝴蝶翻飞

（图 4-2-7）。此法不易掌握，一般先用单手操作，待动作熟练后方可双手同时操作。

适应证：颈椎病、落枕、头痛、失眠、眩晕等。

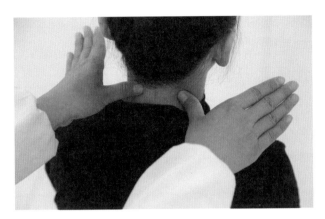

图 4-2-7

八、擦颈项法

操作：受术者取坐位，施术者立于其后方，以擦法自一侧肩井穴始至颈根部，沿颈肌上行至风池穴处改用掌指关节法，反复操作 3 ~ 5 分钟（图 4-2-8）。左侧颈部用右手操作，右侧颈部用左手操作。

适应证：颈椎病、落枕等。

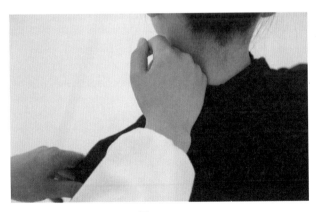

图 4-2-8

九、擦大椎法

操作：受术者取坐位，施术者立于其后方，一手扶住头顶部，另一手用拳擦法在大椎穴处操作 1 ~ 2 分钟。

适应证：颈椎病、落枕、感冒等。

十、拿风池法

操作：受术者取坐位，施术者站于其侧后方，一手轻扶前额部，另一手拇指和食指、中指指腹分按于左右两侧风池穴，然后逐渐用力提30秒（图4-2-9）。操作时用力要适当，动作要缓和。

适应证：头痛、感冒、眩晕、落枕、颈椎病、失眠等。

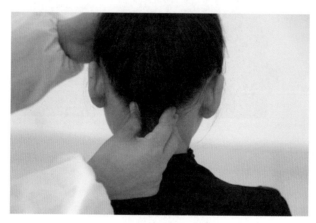

图 4-2-9

十一、拿颈项法

操作：受术者取坐位，施术者站于其侧后方，一手轻扶前额部，另一手拇指和食指、中指指面分置于左右风池穴处，然后沿颈椎两侧提拿并自上而下缓慢移动，反复操作5～7次（图4-2-10）。临床常与拿风池法配合应用。

适应证：头痛、感冒、眩晕、落枕、颈椎病、失眠等。

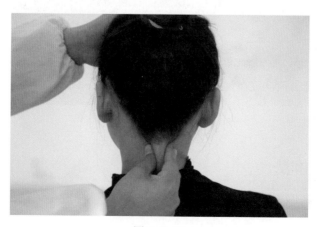

图 4-2-10

十二、捏颈肌法

操作：受术者取坐位，施术者以拇指和其余手指相配合，将颈椎两侧斜方肌捏起，自风池穴始，由上而下边捏拿边移动，至肩中俞穴止，反复操作 3 ~ 5 次（图 4-2-11）。一侧做完后再做另一侧。

适应证：感冒、头晕、头痛、高血压、颈椎病、落枕等。

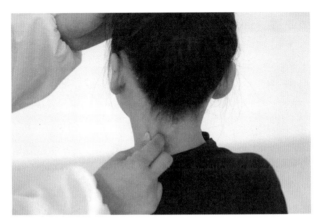

图 4-2-11

十三、点按颈椎法

操作：受术者取坐位，施术者以一手拇指指端或指腹着力于风府穴处，自上而下点按每一棘突间隙，至大椎穴处止，反复操作 5 ~ 7 次（图 4-2-12）。

适应证：头痛、头晕、心悸、失眠、颈项强痛等。

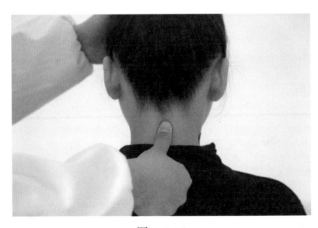

图 4-2-12

十四、点按颈脊法

操作：受术者取坐位，施术者以一手拇指指端置于第二颈椎棘突下旁开 0.5 寸处，沿颈椎各棘突旁开 0.5 寸处下行，至第 7 颈椎棘突下旁开 0.5 寸处止，有节律地自上而下进行点按，反复操作 5 ~ 7 次（图 4-2-13）。

适应证：颈椎病、颈椎小关节紊乱等。

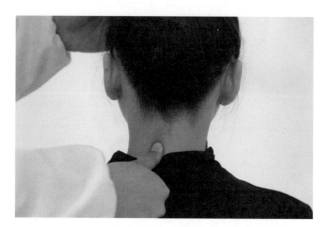

图 4-2-13

十五、按完骨法

操作：受术者取卧位或颈前屈坐位，施术者以两手拇指指端或指腹着力于枕后完骨穴处，有节律地按压 1 ~ 2 分钟，然后以拇指分推法自完骨穴起推向耳后翳风穴处止，反复推 5 ~ 9 次（图 4-2-14）。

适应证：风寒感冒、头枕部疼痛、耳聋、耳鸣等。

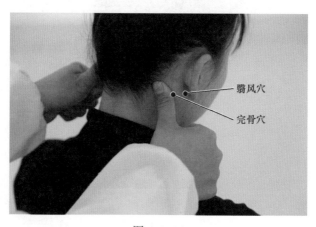

翳风穴
完骨穴

图 4-2-14

十六、按风府法

操作：受术者取坐位，施术者立于其后方，一手固定头侧部，另一手以拇指指端或指腹置于风府穴处，有节律地按压 0.5 分钟（图 4-2-15）。

适应证：颈椎病、落枕、头痛、失眠、眩晕等。

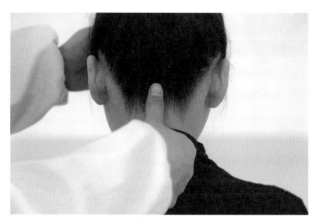

图 4-2-15

十七、拨颈项法

操作：受术者取坐位，施术者立于其侧后方，一手轻扶前额部，另一手以拇指指端按于一侧项韧带旁，自上而下缓慢拨动，反复操作 5 ~ 7 次（图 4-2-16）。做完一侧后再做另一侧。操作时用力要适当，动作要缓和。

适应证：头痛、感冒、眩晕、落枕、颈椎病、失眠等。

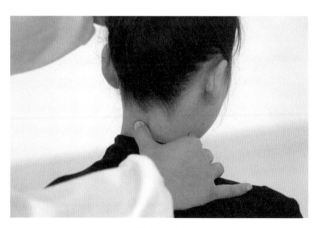

图 4-2-16

十八、拨颈侧法

操作：受术者取坐位，施术者立于其侧后方，一手轻扶前额部，另一手以拇指指端置于一侧颈肌外缘上部，由上而下进行拨动，反复操作 5 ~ 7 次（图 4-2-17）。做完一侧后再做另一侧。

适应证：心悸、呃逆、头痛、感冒、眩晕、高血压、落枕、颈椎病、失眠等。

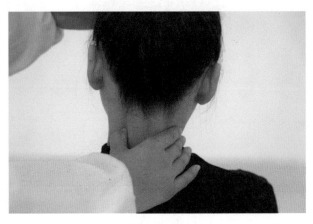

图 4-2-17

课题三
腰背部推拿操作

学习目标

◆ 了解腰背部推拿操作的临床应用。

◆ 掌握腰背部推拿操作的要领及技能。

◆ 能够熟练地将腰背部推拿操作应用于适用部位。

腰背部为督脉和足太阳膀胱经循行所过部位，督脉主一身之阳，膀胱经上分布了与五脏六腑相对应的背俞穴，主一身脏腑之病，对于调理脏腑、养生保健有非常重要的作用。腰背部推拿操作具有舒筋通络、行气活血、散瘀消肿、开通闭塞、解痉止痛、整复错缝，以及温补肾阳、温宫调经、调和营卫、调整脏腑的功效，在临床中可以用于治疗急性腰扭伤、慢性腰肌劳损、腰椎间盘突出症等腰背部常见病症，也常用于治疗各种运动损伤、偏瘫、劳倦内伤等病症，同时还是保健按摩的常用操作方法。

一、后背推摩法

操作：受术者取俯卧位或坐位，施术者位于其头端或背后，以双手平掌着力，拇指分别按于第二胸椎棘突两旁，其余四指分别附着于肩胛骨上方，操作时以拇指用力为主，向下沿肩胛骨脊柱缘直推至肋角时，两手向外分摩，再沿肩胛骨外缘上升返回原位，做第二次推摩，反复30～50次（图4-3-1）。若受术者取坐位，施术者位于受术者背后操作此法时，施术者两手指端朝上做回拉运力，拇指在肩胛骨脊柱缘推动时应加大压力。

适应证：肩背肌筋膜炎、颈椎病、胸痛、胸闷、胃脘痛、肋间神经痛、肺虚咳嗽、感冒等。

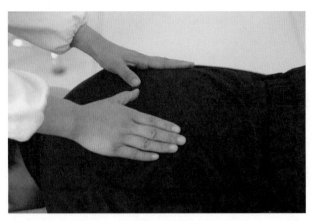

图 4-3-1

二、肩背部合掌击法

操作：受术者取俯卧位或坐位，施术者立于其后方或侧方，双手合十，手腕放松，以双手掌尺侧着力击打肩背部 3 ~ 5 分钟（图 4-3-2）。本法作用力小，但渗透力强。

适应证：颈椎病、背肌劳损、慢性支气管炎等。

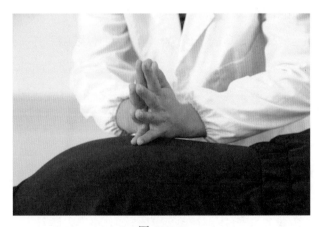

图 4-3-2

三、振击大椎法

操作：受术者取俯卧位或坐位，头朝前屈。施术者位于其背后，左手扶住左肩，以右手仰拳锤法猛击大椎穴 3 次（图 4-3-3）。

适应证：胸闷、胸痛、神经衰弱、感冒初起、项背酸痛等。

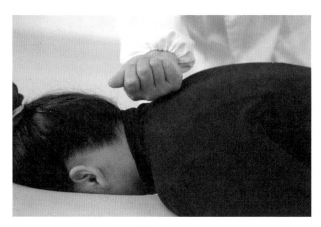

图 4-3-3

四、叩击肩背法

操作：受术者取俯卧位或坐位，当取俯卧位时，施术者位于其侧方，用双手侧拳叩击或侧掌叩击法，连续叩击肩背 1 ~ 2 分钟，频率应超过 200 次 / 分钟（图 4-3-4）。

适应证：颈椎病、高血压、神经衰弱、肩背酸痛、头痛、胸闷等。

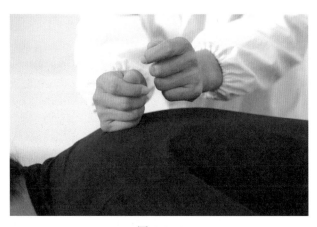

图 4-3-4

五、菱形肌弹筋法

操作：受术者取俯卧位或坐位，施术者位于其侧方或背后，将左肩向后扳，使肩胛脊柱肌肉放松，然后以右手在菱形肌局部做弹筋法 1 ~ 3 次，冉以同样的方法操作右侧（图 4-3-5）。

适应证：肩背肌筋膜炎、颈椎病、胸闷、胸痛、腹胀、感冒初起等。

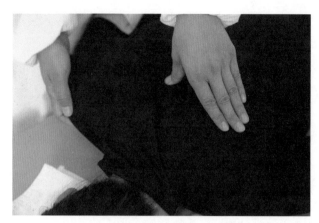

图 4-3-5

六、按揉背四穴法

操作：受术者取俯卧位或坐位，施术者位于其侧方或背后，一手扶肩部，另一手拇指指腹着力，点揉肩外俞、神堂、天宗、肩贞四穴各 10 ~ 20 次（图 4-3-6）。一般点揉患侧，病情需要时也可两侧同时操作。

适应证：落枕、肩周炎、肩背肌筋膜炎、颈椎病、感冒、胸痛、哮喘、咳嗽、腹胀等。

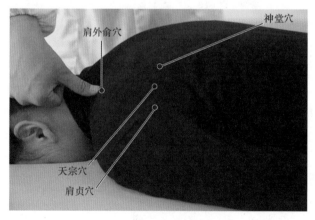

图 4-3-6

七、指插肩胛法

操作：施术者一手扶按受术者肩部，另一手食指、中指、环指、小指四指并拢伸直，由肩胛内下缘斜向外上方插入，两手相对用力，使指尖自肩胛与肋骨间插入 1 ~ 2 寸，持续约 1 分钟，然后将手缓缓收回，可反复操作 2 ~ 3 次，然后插对侧

（图 4-3-7）。操作此手法时要注意修剪指甲，避免误伤受术者皮肤。

适应证：胃下垂等。

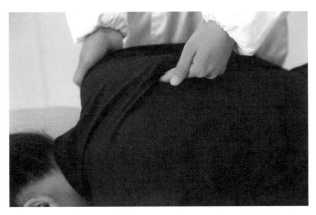

图 4-3-7

八、横擦背部法

操作：受术者取俯卧位或坐位，施术者立于其侧方或身后，从肩胛部开始横擦至腰部，反复操作 10 ～ 20 次或以透热为度（图 4-3-8）。

适应证：肺虚咳嗽、胸闷、胸痛、背痛、腹胀、哮喘、感冒畏寒等。

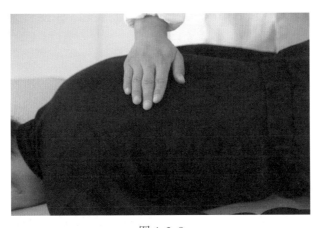

图 4-3-8

九、推脊柱法

操作：受术者取俯卧位或坐位，施术者位于其头端右侧方或身后，以右手掌大小鱼际交会处及掌心部位着力，自上而下反复直推 20 ～ 30 次（图 4-3-9）。操作时棘突线上应涂润滑剂，以保护皮肤；用力要均匀，压力不可太重；频率为

30 ～ 60 次 / 分钟。

适应证：外感发热、阴虚内热、神经衰弱、消化不良、强直性脊柱炎等。

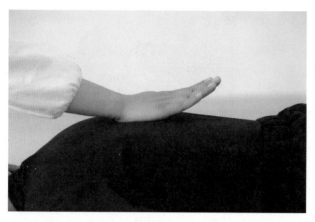

图 4-3-9

十、肘压膀胱经法

操作：受术者取俯卧位，或面向椅背骑坐，低头弓背。施术者立于其侧方或身后，以右肘尖着力，自上而下推压，左右各 3 ～ 5 次（图 4-3-10）。推压速度要缓慢，压力不可太大，操作前皮肤要涂润滑剂。

适应证：胸痛、胸闷、腹痛、腰酸背痛、感冒畏寒、失眠、消化不良等。

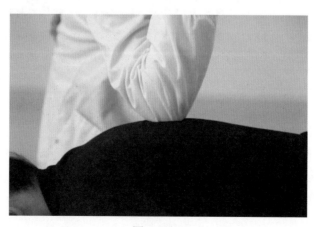

图 4-3-10

十一、按揉夹脊法

操作：受术者取俯卧位，施术者位于其侧方，双拇指重叠，以拇指指腹为着力点，在操作线上自上而下移动按揉。每一移动点按揉 3 ～ 5 次，痛点处增加按揉力度和次数。每一移动距离等于施术者的拇指宽度，用力方向要始终朝向受术者脊柱的前内方。两侧路线各操作 3 ～ 5 次（图 4-3-11）。

适应证：强直性脊柱炎、胸痛、胸闷、肋间神经痛、腹胀、腹痛、消化不良、失眠等。

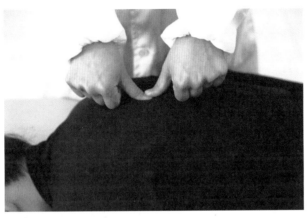

图 4-3-11

十二、抱掖夹脊法

操作：受术者取俯卧位，施术者位于其侧方，两手并列握空拳，并将其中一手拇指用另一手握住，然后以双手抱掖在夹脊部自上而下、由内而外操作，遇到痛点或敏感点适当增加压力（图 4-3-12）。

适应证：强直性脊柱炎、颈椎病、腰背部筋膜炎、胸痛、便秘、痛经等。

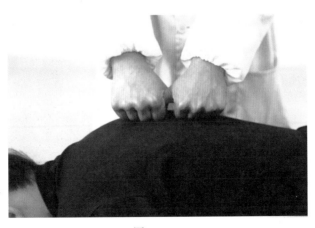

图 4-3-12

十三、掌拍脊柱法

操作：受术者取俯卧位，施术者位于其侧方，以空掌拍法自上而下快速拍击，反复操作3～5次（图4-3-13）。每掌下拍移动距离约等于受术者两个棘突间长度，频率较快，自上而下拍8～10次。拍力要以腕劲为主，频率较快，声音清脆，富有节奏感。

适应证：肋间神经痛、强直性脊柱炎、腰痛、便秘、腹胀、胸闷等。

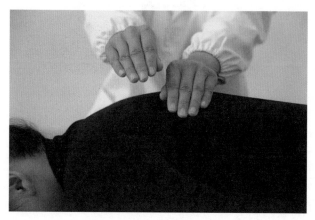

图4-3-13

十四、捏脊法

操作：受术者取俯卧位，施术者位于其侧方，双手三指或五指捏脊法，从尾骨上方开始边捏边提捻皮肤，向上移至大椎穴止，反复操作3～5次（图4-3-14）。

适应证：腰背肌筋膜炎、胸闷、胸痛、腹痛、腰痛、消化不良、神经衰弱等。

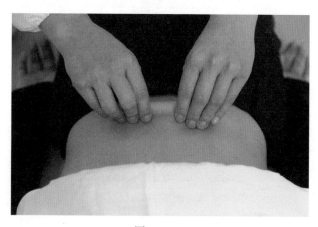

图4-3-14

十五、抓揉背肌法

操作：受术者取俯卧位或坐位，暴露腰背部。施术者位于其侧方或背后，双手并列，掌心朝下，以十指指端着力，或以单手五指指端着力，或双手指端重叠着力。施术者在受术者腰背部由上而下、从左至右移动抓揉，每抓住一处肌肉后不放松，以前臂及腕部用力做旋转或左右晃动3次，痛点处适当增加刺激量，反复操作2～3次（图4-3-15）。

适应证：腰背肌筋膜炎、肋间神经痛、胸痛、胃脘痛、腹胀、失眠、感冒等。

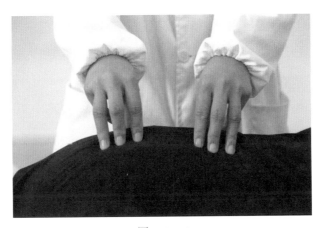

图 4-3-15

十六、掌擦膀胱经法

操作：受术者取俯卧位，暴露腰背部。施术者立于其右前方，以右手小鱼际掌侧面为着力点，在脊柱两旁膀胱经来回用力擦，各擦20～30次或以透热为度（图4-3-16）。施术者掌着力面应蘸少量润滑剂，来回用力要均匀，压力要适当。

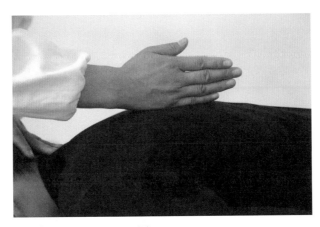

图 4-3-16

适应证：岔气、胸痛、胸闷、腰扭伤、腰肌劳损、胃脘痛、感冒、失眠、腰背肌筋膜炎等。

十七、擦腰骶法

操作：受术者取俯卧位或坐位，暴露腰骶部。

1. 横擦法：施术者位于受术者侧方，以单手平掌擦法在腰骶部做左右方向横擦，频率为 160 ~ 200 次 / 分钟，以透热为度（图 4-3-17）。

2. 直擦法：施术者立于受术者右侧方，以右手小鱼际擦法或大鱼际擦法分别在腰骶部脊柱两旁做上下方向擦，各擦 3 ~ 5 分钟或以透热为度，频率要求同上（图 4-3-18）。

摩擦用力不宜重，局部要涂少量润滑剂。一般认为，横擦为补，直擦为泻。

适应证：腰肌劳损、腰扭伤、腰臀肌筋膜炎等。

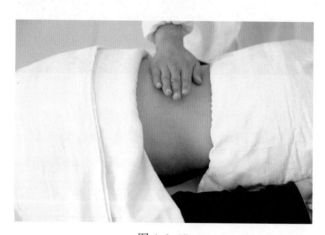

图 4-3-17

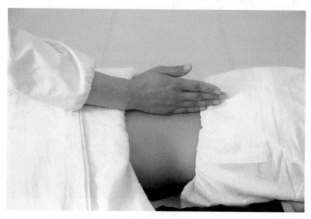

图 4-3-18

十八、按揉腰眼法

操作：受术者取俯卧位或坐位，施术者位于其侧方或背后，以两手拇指指腹着力，于两侧腰眼处分别深按至第三腰椎横突外端，然后做相对静力挤压和揉动，交替操作 3 ～ 5 分钟（图 4-3-19）。虚证者压力宜轻。

适应证：风湿性腰痛、坐骨神经痛、腰椎间盘突出症、腰扭伤、腰臀肌筋膜炎、便秘等。

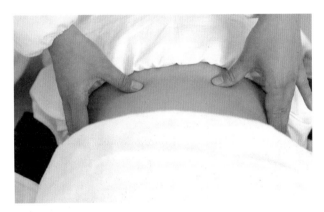

图 4-3-19

十九、腰部分抹法

操作：受术者取俯卧位或坐位，施术者位于其侧方或背后，以双手掌根或大鱼际为着力点，分别自腰椎棘突线开始，向两边分抹 20 ～ 50 次（图 4-3-20）。实证者压力宜重，虚证者压力宜轻。

适应证：慢性腰痛、腰扭伤、腹胀、便秘、遗精、遗尿、月经不调、慢性盆腔炎等。

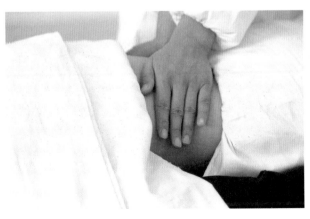

图 4-3-20

二十、脊柱颤压法

操作：受术者取俯卧位，施术者立于其侧方，以重叠掌为着力点，上身前俯，两肘挺直，以上身重量加手臂按力从上到下按压脊柱，按压时手臂要做小幅度快速弹性颤压（图4-3-21）。有胸腔及脊柱器质性疾病者忌用或慎用此法。

适应证：强直性脊柱炎、脊柱功能性生理弧度异常、胸痛、胸闷、腰痛、棘上与棘间韧带劳损等。

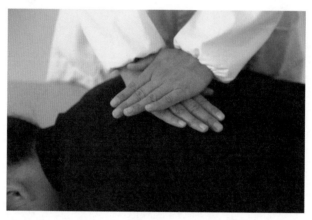

图4-3-21

二十一、击腰骶法

操作：受术者取俯卧位或坐位挺腰，施术者位于其侧方或背后。

1. 用仰拳法击腰骶关节处3～5次（图4-3-22）。

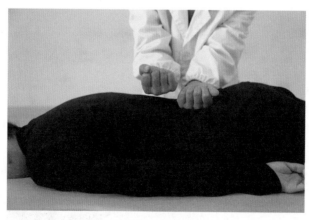

图4-3-22

2. 击两侧腰骶角的三角凹陷区时，宜用侧拳法，并以小鱼际面为着力点，左右各击 3 ~ 5 次（图 4-3-23）。

　　适应证：腰骶痛、坐骨神经痛、腰椎间盘突出症、慢性盆腔炎、腰扭伤、遗精、遗尿等。

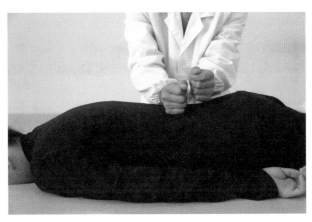

图 4-3-23

课题四
胸腹部推拿操作

⊕ 学习目标

◆ 了解胸腹部推拿操作的临床应用。

◆ 掌握胸腹部推拿操作的要领及技能。

◆ 能够熟练地将胸腹部推拿操作应用于适用部位。

中医认为胸腹部囊括五脏六腑，且五脏六腑通过经脉相互络属，十二经脉的循行、分布均与胸腹部有密切关系。同时，腹部是五脏六腑所居之处，有肝、脾、胃、胆、大肠、小肠、肾、膀胱等脏器分布，因此腹部被喻为"五脏六腑之宫城，阴阳气血之发源"。

胸腹部推拿操作具有宽胸理气、降气平喘、健脾理气、温中止痛、消食导滞、调节阴阳、扶正祛邪等功效，主要用于治疗咽喉肿痛、咳喘、胸闷、心悸、腹痛、恶心呕吐、消化不良、脘腹痞满、便秘、泄泻等呼吸系统、心血管系统、消化系统病症，同时也对痛经、月经不调、阳痿早泄等生殖系统疾病有较好的疗效。

一、摩胸中线法

操作：受术者取仰卧位，施术者位于其旁侧，单手手掌面横放于胸骨柄上部，并以大小鱼际与掌根部着力，自上而下旋摩操作 60 ～ 80 次（图 4-4-1）。

适应证：胸闷、胸痛、哮喘、呕吐等。

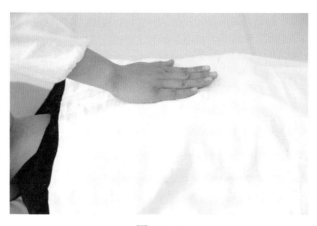

图 4-4-1

二、分推抹胸部法

操作：受术者取仰卧位，施术者位于其头顶方，双手全掌着力，拇指指端朝向腹部，并列于胸骨柄处，沿直线下推，至剑突时两手分抹向两边，小指到达两侧腋前线时原路返回至原位，反复操作 30 ~ 40 次（图 4-4-2）。

适应证：胸闷、咳嗽、胸痛、哮喘等。

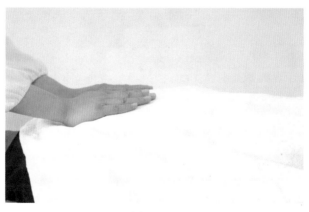

图 4-4-2

三、分推胸部法

操作：受术者取仰卧位，施术者位于其右侧，双手五指微屈分开，以指腹或鱼际着力，自上而下分推胸部，反复操作 4 ~ 5 次（图 4 4-3）。

适应证：胸痛、胸闷、咳嗽、岔气等。

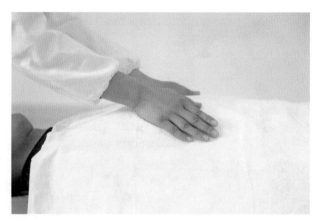

图 4-4-3

四、横擦胸部法

操作：受术者取仰卧位，施术者位于其右侧，五指并拢，以全掌着力，由掌面横擦胸部，反复操作 1～2 分钟（图 4-4-4）。

适应证：咳嗽、胸闷、胸痛等。

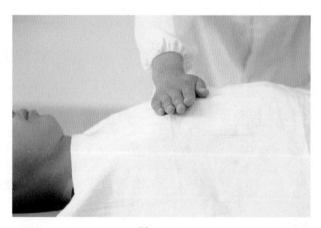

图 4-4-4

五、摩擦胁肋法

操作：受术者取仰卧位，施术者位于其右侧，五指并拢，以全掌着力，用掌面交替摩擦胸胁部，上下移动，反复操作 4～6 次（图 4-4-5）。

适应证：肋间神经痛、胸胁屏伤、咳嗽、腹胀等。

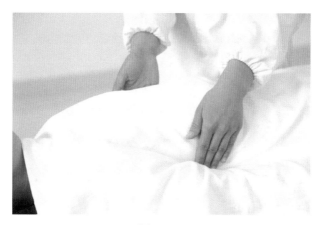

图 4-4-5

六、掌推腹部法

操作：受术者取仰卧位，施术者位于其右侧，五指并拢，以手掌着力，自上腹鸠尾穴向下直推至关元穴，再回升至原位，做单向直线推摩，反复操作 4 ~ 6 次（图 4-4-6）。

适应证：胃脘痛、腹胀、便秘、消化不良等。

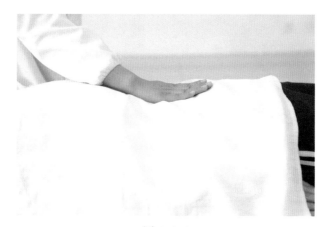

图 4-4-6

七、分推腹部法

操作：受术者取仰卧位，施术者位于其右侧，以双掌鱼际着力，沿肋弓下缘自剑突下分推至腰旁，可自上而下小幅度移动，反复操作 6 ~ 8 次（图 4-4-7）。

适应证：腹胀、神经衰弱、高血压、胸闷等。

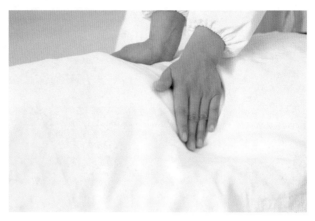

图 4-4-7

八、掌摩腹部法

操作：受术者取仰卧位，施术者坐于其右侧，以右手平掌着力，做顺时针或逆时针方向环形摩动，反复操作 3 ~ 5 分钟（图 4-4-8）。

适应证：便秘、腹泻、腹胀、腹痛等。

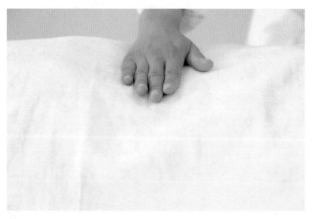

图 4-4-8

九、掌揉腹部法

操作：受术者取仰卧位，施术者坐于其右侧，以右手全掌吸定于腹部，在腹部做顺时针或逆时针揉动，反复操作 3 ~ 5 分钟。

适应证：腹痛、便秘、腹胀、失眠等。

十、指按腹部法

操作：受术者取仰卧位，施术者位于其右侧，以右手食指、中指、环指三指指腹自上而下依次按压中脘、神阙、关元等穴，反复操作 3 ～ 5 次（图 4-4-9）。

适应证：腹痛、腹胀、尿潴留、遗精、月经不调等。

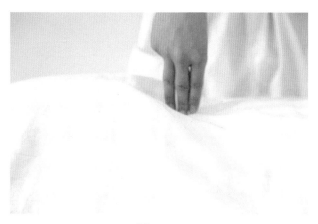

图 4-4-9

十一、拿揉腹壁法

操作：受术者取仰卧位，施术者位于其右侧，双手并列同置于腹部一侧，虎口相对，用拿法在腹部自上而下双手交替做拿捏、捏揉动作，可小幅度上下移动，反复操作 3 ～ 5 分钟，或根据病情操作至腹部完全松软为度（图 4-4-10）。

适应证：腹痛、便秘、腹胀、肠粘连、肠梗阻、慢性结肠炎、高血压等。

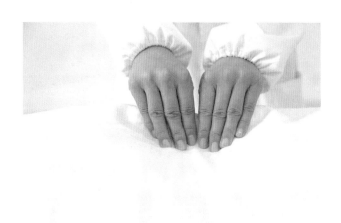

图 4-4-10

十二、脐周蝶运法

操作：受术者取仰卧位，施术者位于其右侧，双掌重叠吸定于脐部，以掌根、大鱼际、四指、小鱼际四点轮序着力，并在脐周围做顺时针或逆时针方向转动，反复操作 30 ~ 40 次（图 4-4-11）。

适应证：腹痛、便秘、尿潴留、腹泻、肠粘连、痛经等。

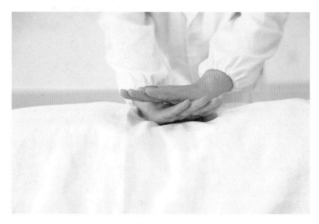

图 4-4-11

十三、振小腹法

操作：受术者取仰卧位，施术者位于其右侧，以右手手掌面着力于小腹部，采用振法振动小腹 1 ~ 2 分钟，以产生温热感或舒松感为度（图 4-4-12）。

适应证：痛经、肠粘连、肠痉挛等。

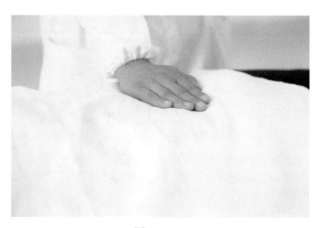

图 4-4-12

十四、少腹推揉法

操作：受术者取仰卧位，施术者位于其右侧，双掌置于两侧少腹部，以双手四指指腹着力，从髂嵴最高点开始，沿腹股沟向前内推揉少腹部，反复操作 5 ~ 10 次（图 4-4-13）。

适应证：便秘、慢性结肠炎、尿潴留、遗尿、慢性盆腔炎、月经不调等。

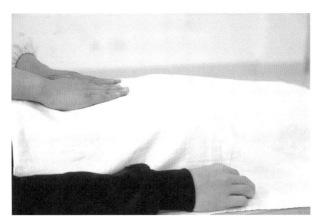

图 4-4-13

课题五
上肢推拿操作

任务目标

◆ 了解上肢推拿操作的临床应用。

◆ 掌握上肢推拿操作的要领及技能。

◆ 能够熟练地将上肢推拿操作应用于适用部位。

上肢是人体的重要组成部分，承担着人体每天绝大部分的劳作，易于疲劳或产生病变。上肢又通过经络的交汇与人体的脏腑产生密切联系。因此，通过上肢推拿，既能消除局部肌肉疲劳、松弛粘连，增强肌肉兴奋性，又能通过经络的作用改善人体脏腑功能。

上肢推拿具有疏风通络、行气止痛、活血化瘀、祛风散寒、扶正祛邪等作用，可用于防治肩周炎、颈椎病、冈上肌肌腱炎、肱二头肌肌腱炎、网球肘、颈肩疼痛伴手臂麻木、胸闷疼痛等症。

一、按揉手阳明三穴法

操作：受术者取坐位或卧位，施术者一手握患手，另一手以拇指指腹着力，采用按揉法，从下至上分别按揉合谷、手三里、曲池三穴，每穴按揉 2 ~ 3 分钟或以产生酸胀感为佳（图 4-5-1）。

适应证：上肢麻木、神经根型颈椎病、上肢功能障碍等。

二、肩部蝴蝶双飞法

操作：受术者取坐位，施术者位于其患侧，一脚踏于矮凳上，使患肢肘部放于

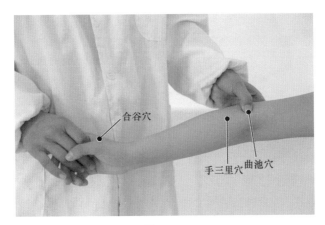

图 4-5-1

施术者大腿上，以双手拇指指腹着力，做一指禅推法，可小幅度移动，在患肩前后两侧相对操作 2 ～ 3 分钟（图 4-5-2）。

适应证：肩周炎、肱二头肌肌腱炎、肩关节扭挫伤等。

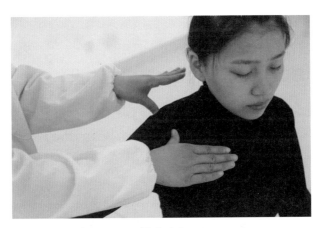

图 4-5-2

三、对揉肩法

操作：受术者取俯卧位或坐位。受术者取坐位时，施术者位于其患侧，一脚踏于矮凳上，使患肢肘部放于施术者大腿上，双掌相对，以掌心或鱼际着力，以抱揉姿势对患侧肩关节前后面反复对揉 3 ～ 5 分钟（图 4-5-3）。

适应证：肩周炎急性期、冈上肌肌腱炎、肩峰下滑囊炎、肩关节扭挫伤等。

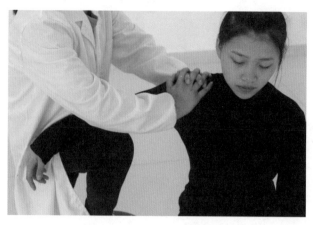

图 4-5-3

四、擦揉肩与上肢法

操作：受术者取坐位或卧位。受术者取坐位时，施术者位于其患侧，一脚踏于矮凳上，使患肢肘部放于施术者大腿上，用擦法擦揉患侧三角肌肌束、肱二头肌、肱三头肌及前臂内外侧伸肌群，并配合做肩关节上举、旋前、旋后的被动运动（图4-5-4）。受术者取卧位时，施术者位于其患侧躯干与上肢之间，一手托住肘关节，用擦法擦揉患侧肩前后，并配合做肩关节内收和外展的被动运动。

适应证：急性肩周炎、冈上肌肌腱炎、肱二头肌肌腱炎、肩关节扭挫伤等。

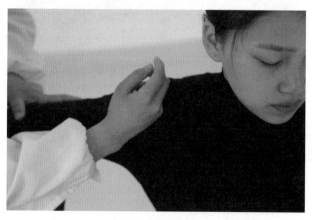

图 4-5-4

五、拿上肢肌群法

操作：受术者取坐位，施术者立于其患侧，一脚踏于矮凳上，使患肢肘部放于施术者大腿上，采用拿捏或捏揉法拿三角肌前侧，并缓慢向上臂、前臂肌群移动；

或施术者以拇指置于腋后肩贞穴处，其余四指置于腋下，拿捏腋后肌肉，并缓慢向三角肌后束侧、肱三头肌肌群、前臂屈侧肌群移动，反复操作 3 ～ 5 分钟（图 4-5-5）。

适应证：肩周炎、网球肘、肱二头肌肌腱炎、胸胁痛、上部肌肉麻木、上部肌肉萎缩等。

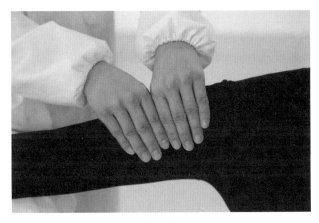

图 4-5-5

六、按揉肩四穴法

操作：受术者取坐位，施术者位于其患侧，以右手拇指指腹着力，采用按揉法按揉肩前、肩髃、臑俞、臂臑四穴，每穴用时半分钟（图 4-5-6）。也可用此法按揉肩部压痛点（阿是穴）。

适应证：肩周炎、肱二头肌肌腱炎、冈上肌肌腱炎、肩关节扭挫伤等。

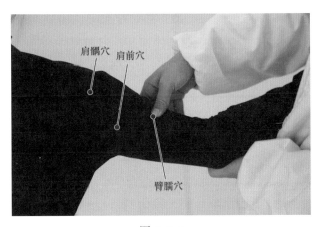

图 4-5-6

七、双手压肩法

操作：受术者取坐位，施术者位于其患侧，两手交叉按于患侧肩上部，嘱其自然呼吸，待受术者吸气两肩上耸时两手松弛不用力，待受术者呼气两肩下沉时两手快速做下压动作，反复操作 5 ~ 10 次（图 4-5-7）。

适应证：颈肩综合征、岔气、肋间神经痛等。

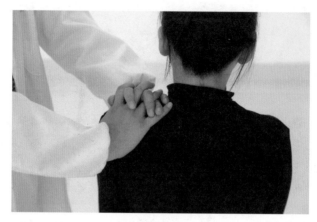

图 4-5-7

八、摇肩关节法

操作：

1. 托肘摇肩法：受术者取坐位，施术者位于其患侧，一手扶患侧肩部，另一手托患侧肘部，使受术者前臂自然搭在施术者前臂上，使其肩关节按顺时针或逆时针方向做适度旋转运动，反复操作 8 ~ 10 次（图 4-5-8）。

2. 扶肘摇肩法：受术者取坐位，施术者位于其患侧肩后方，一手扶患侧肩部，另一手握患侧肘部，由低到高做肩关节旋转摇动，反复操作 8 ~ 10 次（图 4-5-9）。

3. 握手摇肩法：受术者取坐位，施术者位于其患侧，一手扶患侧肩部，另一手握患侧手腕，使其肩关节按顺时针或逆时针方向做适度旋转运动，也可做水平方向的摇动，反复操作 8 ~ 10 次（图 4-5-10）。

4. 大幅度摇肩法：受术者取坐位，施术者以丁字步立于其患侧，两手以虎口方向握住腕部，将上肢向上缓慢托起，下方手逐渐翻掌，上举至最高点时握住腕部，另一手从腕部沿上肢轻抹至肩上部，随即转 180°，一手继续引导受术者手臂向下环转，同时另一手由肩部轻抹至腕部，反复操作（图 4-5-11）。

适应证：肩周炎，肩关节肌肉麻木、粘连、功能受限等。

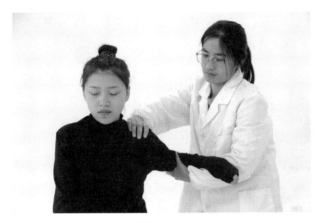

图 4-5-8

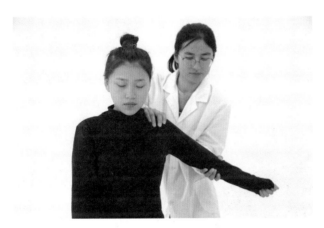

图 4-5-9

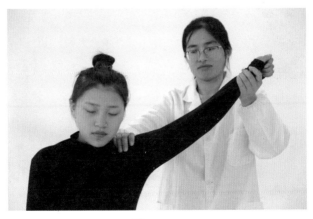

图 4-5-10

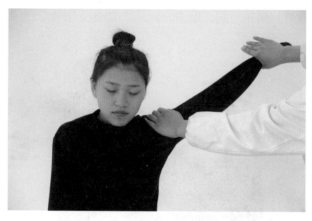

图 4-5-11

九、抹臂法

操作：受术者取坐位或仰卧位，施术者位于其患侧，一手握患侧手腕，使上肢伸直，另一手五指微屈，以平掌抹法做向心或离心单向直线抹动（图 4-5-12）。在屈侧向心性抹、伸侧离心性抹者为补，反之为泻。两侧各操作 30 ~ 40 次。

适应证：上肢肌肉劳损、酸软无力、疼痛麻木、功能受限等。

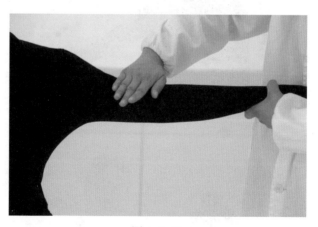

图 4-5-12

十、抖上肢法

操作：受术者取坐位，上肢自然放松，施术者位于其患侧，双手握住患侧腕关节，将上肢缓慢抬高约 60°，然后做小幅度、高频率的上下抖动，反复操作 3 ~ 4 次（图 4-5-13）。

适应证：肩周炎、上肢肌肉劳损、网球肘、颈肩综合征等。

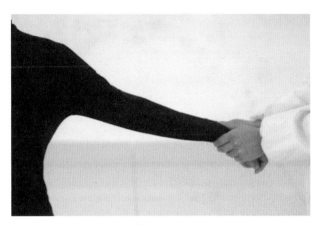

图 4-5-13

十一、摇肘关节法

操作：受术者取坐位，施术者位于其患侧，一手握患侧肘关节后部，拇指按于肘关节处并固定，另一手握患侧腕部，对前臂做连续屈伸 10 ~ 20 次，或小幅度双向摇动肘关节 3 ~ 5 次（图 4-5-14）。

适应证：网球肘、肘关节劳损及功能受限、头面部疼痛等。

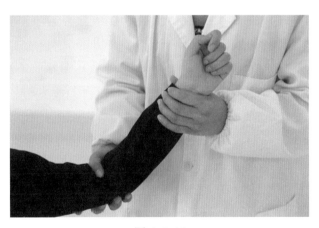

图 4-5-14

十二、摇腕关节法

操作：受术者取坐位，施术者位于其患侧，一手握患侧腕部，对腕关节做轻微拔伸，另一手握患侧手部，在拔伸状态下对腕关节做顺时针或逆时针缓慢旋转运动，反复操作 8 ~ 10 次（图 4-5-15）。

适应证：腕关节扭挫伤、活动受限等。

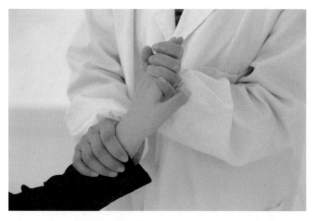

图 4-5-15

十三、理掌法

操作：

1. 击掌法：受术者取坐位或仰卧位，施术者立于其患侧，嘱受术者将患侧手臂缓慢抬高至约 120°，且上肢伸直，腕关节背伸，施术者一手握患侧腕部，另一手与受术者五指相扣，用掌根叩击其掌心 3 ~ 5 次（图 4-5-16）。

2. 分推掌心法：受术者取坐位或仰卧位，施术者立于其患侧，两手环指、中指指缝分别插入受术者虎口、小指与环指指缝之间，令其掌面紧绷，施术者以拇指指腹着力，沿大鱼际和小鱼际向两侧分推，反复操作 8 ~ 10 次（图 4-5-17）。

3. 分推手背法：受术者取坐位或仰卧位，施术者位于其患侧，令其掌心向下，两手分握患侧手两侧，以大鱼际为着力点向两侧分推，反复操作 8 ~ 10 次（图 4-5-18）。

适应证：失眠、上肢痛麻、头痛、胸痛、胸闷、心烦、呃逆等。

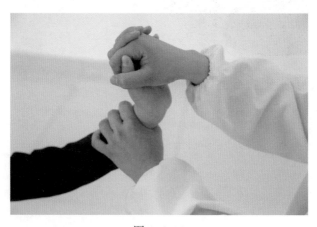

图 4-5-16

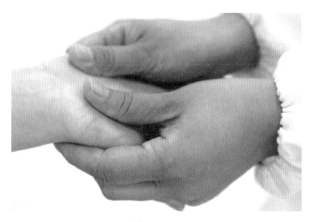

图 4-5-17

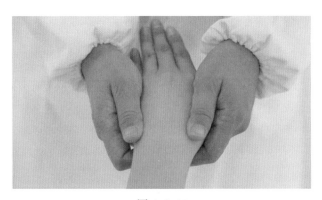

图 4-5-18

十四、劈指缝法

操作：受术者取坐位或仰卧位，施术者位于其患侧，一手握患侧腕部，令其腕关节背伸，五指指端向上并张开，另一手以平掌掌侧依序劈其五指指缝，反复操作 3～5 次（图 4-5-19）。

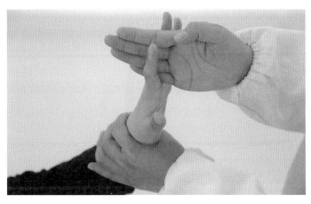

图 4-5-19

适应证：头面部疼痛、胸痛、胸闷、失眠、颈肩综合征等。

十五、理五指法

操作：

1. 捻手指法：受术者取坐位，施术者位于其前方，一手托患侧腕部，另一手用拇指指腹与食指桡侧面从患侧手指根部搓捻至指端，五指依次操作（图 4-5-20）。

2. 勒手指法：受术者取坐位，施术者位于其前方，一手托患侧腕部，另一手食指与中指弯曲，用两指内侧夹住患侧手指，从指根向指尖方向做快速滑动，五指依次操作（图 4-5-21）。

适应证：手指麻木、手指关节功能障碍、手足逆冷等。

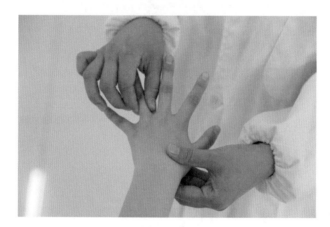

图 4-5-20

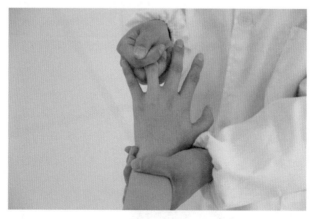

图 4-5-21

课题六
下肢推拿操作

⊕ 学习目标

◆ 了解下肢推拿操作的临床应用。

◆ 掌握下肢推拿操作的要领及技能。

◆ 能够熟练地将下肢推拿操作应用于适用部位。

人体的下肢承受着全身的重量，容易出现肌肉及骨性病变。从中医角度看，下肢虽不包含五脏六腑，但有六条主要经络经过下肢，与肝、胆、脾、胃、膀胱、肾等脏腑器官联系非常密切。民间素有"人老先老腿"的说法，由此可见下肢的养生保健对于维护人体正常的生理机能具有十分重要的作用。

下肢推拿操作具有通络止痛、祛风止痉、行气活血、理筋整复等作用，可用于治疗腰腿部及髋、膝、踝等下肢关节疼痛、肿胀麻木、无力和功能障碍等症。

一、掌揉臀部法

操作：受术者取俯卧位，施术者位于其患侧，单掌或双掌重叠，以掌根着力，按揉臀部 2 ~ 3 分钟（图 4-6-1）。

适应证：腰臀肌筋膜炎、梨状肌综合征、坐骨神经痛、腰扭伤等。

二、揉环跳法

操作：受术者取俯卧位，施术者位于其患侧，以拇指指尖或肘尖着力，采用按揉法按揉环跳穴，以受术者耐受为度，反复操作 3 ~ 5 次（图 4-6-2）。

适应证：腰椎间盘突出症、腰肌劳损、坐骨神经痛、腰扭伤等。

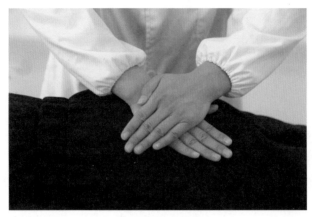

图 4-6-1

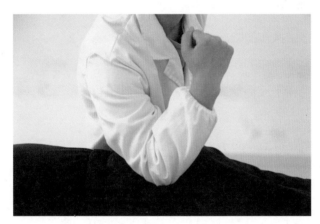

图 4-6-2

三、拿下肢法

操作：

1. 拿揉股内侧法：受术者取俯卧位或仰卧位，取仰卧位时患侧腿半屈，健侧腿伸直。施术者立于其患侧，双手并拢，采用拿捏法，由上而下依次拿捏或捏揉大腿内侧肌肉群，反复操作 5 ~ 7 次（图 4-6-3）。

2. 拿下肢后侧法：受术者取俯卧位，患侧下肢伸直。施术者双手并拢，采用拿捏法，由上而下依次拿捏或捏揉大腿及小腿后侧肌肉群至跟腱，反复操作 2 ~ 3 次（图 4-6-4）。

3. 拿足三阴、足三阳法：受术者取俯卧位，施术者双手并拢，采用拿捏法，从大腿至脚踝自上而下依次拿捏或捏揉股外侧足三阳经、股内侧足三阴经，反复操作 5 ~ 7 次（图 4-6-5）。

适应证：腰椎间盘突出症，下肢肌肉萎缩、麻木无力、酸痛，遗精遗尿，小便不利，胸胁胀满，风湿痹痛等。

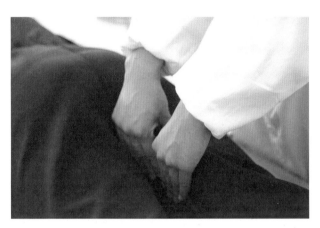

图 4-6-3

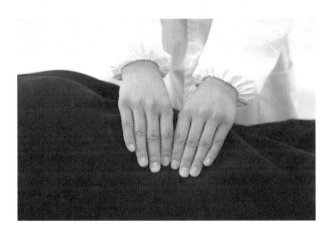

图 4-6-4

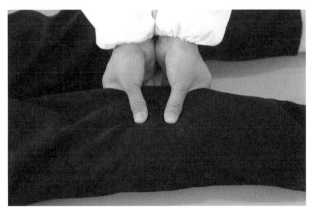

图 4-6-5

四、㨰揉下肢法

操作：受术者取仰卧位或俯卧位，施术者采用㨰揉法，沿大腿后侧自上而下从臀部㨰揉至跟腱，或沿下肢外侧分别㨰揉大腿、小腿外侧肌肉群（图4-6-6）。若下肢肌肉丰满，根据病情及受术者耐受程度也可采用㨰法。

适应证：腰椎间盘突出症、坐骨神经痛、风湿病、脑中风后遗症等。

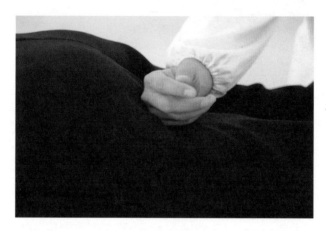

图 4-6-6

五、下肢平推法

操作：受术者取俯卧位或仰卧位，患侧下肢伸直。施术者位于其患侧，一手轻按髂嵴或骶骨部，另一手紧贴于腿部，虎口张开，以掌根着力，沿大腿前、后、内、外侧自上而下平推，反复操作30～50次（图4-6-7）。

适应证：下肢瘫痪、下肢肌肉萎缩、遗尿、失眠、心悸等。

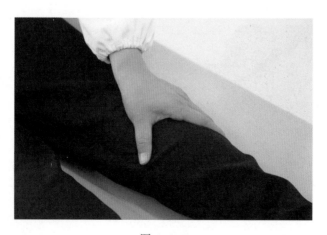

图 4-6-7

六、膝关节周围按揉法

操作：受术者取坐位或仰卧位，屈膝，施术者以两手掌分别抱于患侧膝关节内外侧，以掌根着力，对膝关节上下进行团揉，持续操作 2 ~ 3 分钟（图 4-6-8），或以拇指指腹着力，采用按揉法按揉血海、阳陵泉、膝眼等穴，每穴按揉半分钟，最后以掌心揉髌骨。

适应证：退行性膝关节炎、腰膝酸痛、半月板退行性病变等。

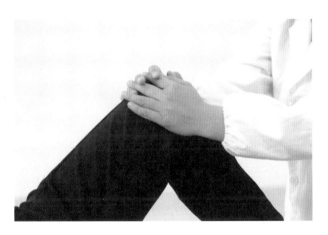

图 4-6-8

七、按揉足三里法

操作：受术者取仰卧位，施术者以拇指指腹着力，按揉足三里穴 1 ~ 2 分钟（图 4-6-9）。

适应证：腰膝酸痛、腹痛、腹胀、失眠、风湿病等。

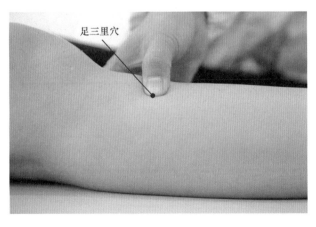

图 4-6-9

八、理髌法

操作：

1. 髌下掐法：受术者取仰卧位或坐位，患侧膝关节半屈。施术者立于其患侧，用双手或单手拇指从髌骨下缘压痛点处向髌骨内上方运力掐揉，持续操作 1～2 分钟（图 4-6-10）。

2. 推挤髌骨法：受术者取仰卧位或坐位，施术者双手拇指与食指分别位于髌骨的上、下、内、外四角，做前后左右推挤，反复操作 5～6 次（图 4-6-11）。

适应证：半月板损伤、髌骨滑囊炎、髌骨粘连、髌骨软化症等。

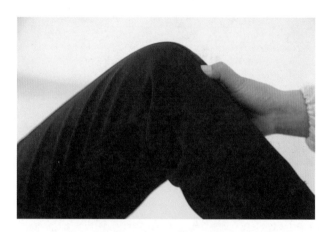

图 4-6-10

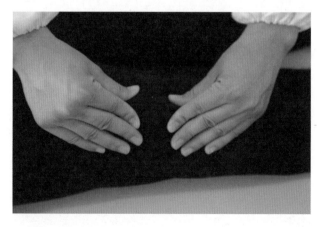

图 4-6-11

九、搓小腿法

操作：受术者取俯卧位，患侧小腿屈膝呈90°。施术者位于其患侧，双手相对置于小腿两侧，从脚踝上部自上而下进行快速来回搓动（图4-6-12）。

适应证：腓肠肌痉挛、下肢痿痹等。

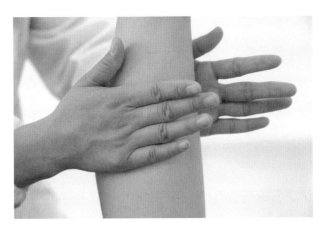

图4-6-12

十、抖下肢法

操作：受术者取仰卧位，双腿自然放松伸直。施术者位于其足后方，双手握住脚踝，略微抬起做小幅度上下抖动（图4-6-13）。

适应证：下肢肌肉萎缩、腰膝酸软、风湿痹痛等。

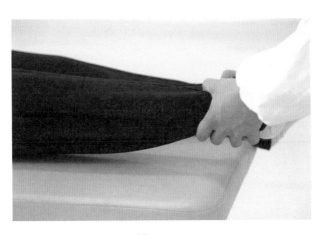

图4-6-13

模块五
小儿推拿

小儿的生理、病理、症状的辨证及治疗等方面均与
成人有所不同，而且年龄越小表现越明显。小儿的生理特
点是脏腑娇嫩、形气未充、生机蓬勃、发育迅速，病理特
点是发病容易、传变迅速、脏器清灵、易趋康复。小儿推
拿是以中医基础理论为依据，根据小儿的生理、病理特点，
运用手法作用于小儿体表的特定穴位，以调整脏腑、经络、
气血功能，从而达到防治疾病、助长益智的一种外治方
法。本模块主要介绍小儿推拿常用手法、小儿推拿常用穴
位和小儿常见病的推拿治疗。

课题一
小儿推拿常用手法

⊕ 学习目标 ··

◆ 了解小儿推拿手法的定义和分类。

◆ 掌握小儿推拿常用手法的操作要求。

◆ 能够熟练进行小儿推拿常用手法的操作与临床应用。·····

　　小儿推拿手法与成人推拿手法既有相同之处，又有区别于成人推拿手法的特殊操作方法。小儿推拿手法种类较少，包含单式手法和复式手法。本课题主要介绍推、揉、按、摩、掐、捏、运、捣、拿九种单式手法，以及黄蜂入洞、运水入土、运土入水、开璇玑、打马过天河、按弦搓摩等复式手法。

一、推法

推法包括直推法、旋推法、分推法和合推法四种。

1. 操作术式

（1）直推法

施术者以拇指桡侧缘或食指、中指两指指腹着力，附着在穴位上做单向直线移动（图 5-1-1）。

（2）旋推法

施术者用拇指指腹在穴位上做顺时针或逆时针方向环旋推动（图 5-1-2）。

（3）分推法

施术者用两手拇指桡侧或指面，或两手食指、中指、环指指面，从穴位中间向两旁同时分开推动，或做"8"字形推动（图 5-1-3）。

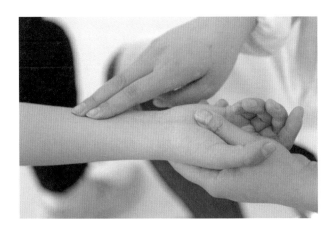

图 5-1-1

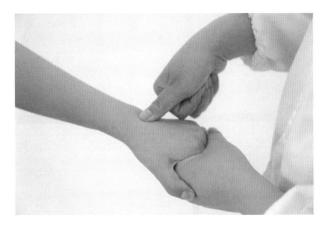

图 5-1-2

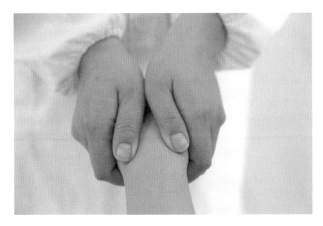

图 5-1-3

（4）合推法

施术者用两拇指指腹，自穴位两旁向穴位中央同时合拢推动（图5-1-4）。

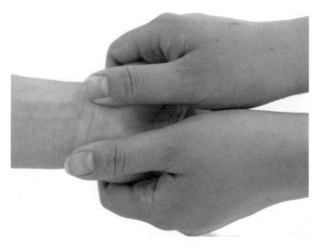

图 5-1-4

2. 操作要领

（1）直推法

用拇指着力操作时，要依靠腕关节带动拇指做内收和外展运动；用食指、中指两指着力操作时，依靠肘部小幅度的屈伸运动带动食指、中指两指的推动。操作时必须直线推动，不可歪斜。推动时要用力均匀、连续，始终如一。频率为200～300次/分钟。

（2）旋推法

操作要轻快、连续，仅在皮肤表面旋转推动，不带动皮下组织。动作要协调、均匀、柔和。速度较直推法稍慢。

（3）分推法

操作时主要依靠肘关节的屈伸运动带动指、掌着力部分做横向直线分推，依靠腕部和拇指掌指关节的内收、外展运动带动拇指着力部分做弧线分推。双手用力要均匀、一致，动作要柔和、协调，节奏要轻快、平稳。频率为200～300次/分钟。

（4）合推法

合推法的动作和要求与分推法基本相同，但推动方向相反，主要做直线合推，不做弧线合推。注意动作幅度要小，以中间皮肤不起皱为度。

3. 注意事项

（1）推拿时需要配合适量介质，以防推破皮肤。

（2）根据病情、受术部位及穴位的需要，决定手法的方向、轻重、快慢，以达到预期的手法补泻效果。

（3）操作时手法要轻而不浮、重而不滞。

4. 适用部位

直推法适用于小儿推拿特定穴位中的线性穴位和五经穴，主要用于四肢、脊柱和头面部。旋推法适用于手部五经穴及面部穴位。分推法主要用于头面部、胸腹部、腕掌部和肩胛等部位。合推法适用于腕掌部大横纹。

二、揉法

揉法以中指或拇指指腹或掌根或鱼际吸定于受术部位或穴位，做顺时针或逆时针方向的环旋揉动，并且带动皮下组织一起运动。根据着力部位的不同，揉法可分为指揉法、鱼际揉法和掌根揉法。

1. 操作术式

（1）指揉法

施术者以拇指或中指指腹，或食指、中指、环指指面着力，做轻柔和缓、小幅度、顺时针或逆时针方向的旋转揉动（图5-1-5）。临床上根据着力部位的不同，将指揉法分为拇指揉法、中指揉法、食中双指揉法，以及食指、中指、环指三指揉法。

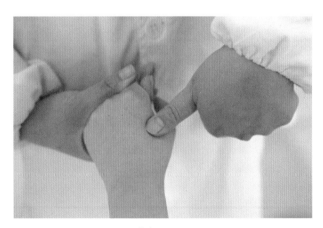

图 5-1-5

（2）鱼际揉法

施术者以大鱼际着力于受术部位，稍用力下压，做轻柔和缓、小幅度、顺时针或逆时针方向的旋转揉动（图5-1-6）。

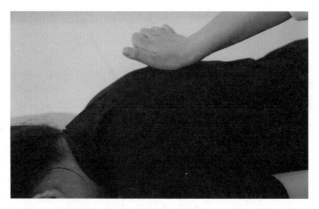

图 5-1-6

（3）掌根揉法

施术者以掌根着力，吸附于受术部位，稍用力下压，腕部放松，以肘关节为支点，前臂做主动摆动，带动腕部、着力部分做轻柔和缓、小幅度、顺时针或逆时针方向的旋转揉动（图 5-1-7）。

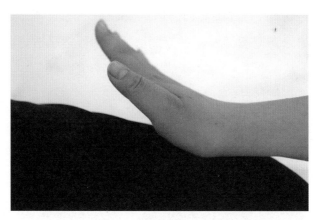

图 5-1-7

2. 操作要领

操作时动作要轻柔而均匀，腕部放松，紧贴皮肤。

3. 注意事项

操作时着力部分不要在皮肤上摩擦，而是带动皮下组织一起揉动。

4. 适用部位

指揉法适用于全身各部位或穴位。鱼际揉法主要适用于头面部、胸腹部、胁肋部和四肢。掌根揉法主要适用于腰背部、腹部和四肢。

三、按法

以指或掌在一定的穴位或部位逐渐用力向下按压，按而留之或一压一放反复进行的手法称为按法，根据着力部位不同常分为指按法和掌按法。

1. 操作术式

（1）指按法

指按法分为拇指按法和中指按法。拇指按法操作时，施术者拇指应伸直，其余四指自然屈曲，用拇指指腹或指端着力，吸定在穴位上，垂直用力，向下按压，持续一定时间，按而留之，然后放松，再逐渐用力向下按压，反复操作（图 5-1-8）。中指按法操作时，施术者中指指腹或指端着力，吸定在受术部位，垂直用力，向下按压（图 5-1-9），其余同拇指按法。

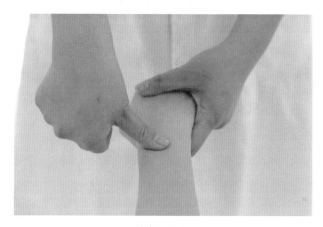

图 5-1-8

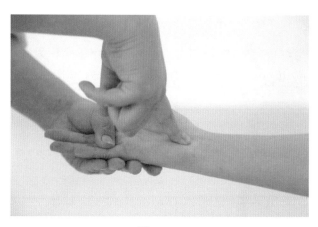

图 5-1-9

（2）掌按法

施术者腕关节背伸，掌面或掌根着力，附着在受术部位，垂直用力，向下按压，并持续一定的时间，按而留之（图5-1-10）。

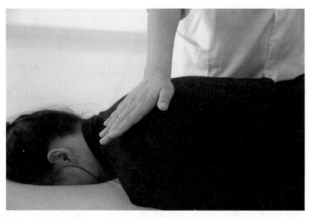

图 5-1-10

2. 操作要领

（1）操作时，需要垂直向下用力按压。

（2）按压的力量要由轻到重逐渐增加，且平稳而持续。

（3）按压时着力部分要紧贴受术部位，不能移动。

3. 注意事项

操作时忌用蛮力、暴力，以免造成组织损伤。操作结束时不能突然撤力，而要逐渐减轻按压的力量。

4. 适用部位

指按法适用于全身各部经络与穴位。掌按法适用于面积大且平坦的部位，如腰背部。临床上按法常配合揉法使用，组成按揉复合手法。

四、摩法

以手掌或指面吸附于受术部位，腕关节连同前臂在体表做顺时针或逆时针方向环形移动摩擦的手法，称为摩法。摩法可分为指摩法和掌摩法。

1. 操作术式

（1）指摩法

施术者食指、中指、环指、小指四指并拢，掌指关节自然伸直，腕关节微悬屈，以四指指面着力,吸附在受术部位,做顺时针或逆时针方向的环形移动摩擦。

(2)掌摩法

施术者指掌自然伸直,腕关节微背伸,用掌面着力,吸附于受术部位,以前臂连同腕关节及着力部分做顺时针或逆时针方向的环形移动摩擦。

2. 操作要领

(1)肩、肘、腕关节均要放松。

(2)操作时,前臂要主动运动,通过放松的腕关节使着力部分形成摩动。

3. 注意事项

同模块二课题一中的"摩法"。

4. 适用部位

摩法主要适用于胸腹部。

五、掐法

用拇指指甲切掐穴位的手法,称为掐法。

1. 操作术式

施术者手握空拳,拇指伸直,指腹紧贴在食指中节桡侧缘,以拇指指甲着力,吸定在受术穴位,逐渐用力进行切掐(图5-1-11)。

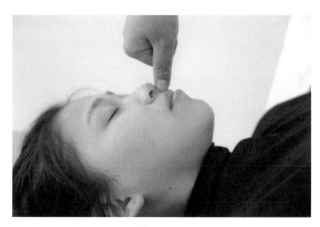

图 5-1-11

2. 操作要领

操作时应垂直用力切掐,可持续用力,也可间歇性用力以增强刺激。取穴要准。

3. 注意事项

（1）掐时要逐渐用力，达深透为止，注意不要掐破皮肤。

（2）掐后轻揉局部，以缓解不适感，故临床上掐法常与揉法配合使用，称为掐揉法。

4. 适用部位

掐法主要适用于头面部和手足部点状穴位。

六、捏法

以单手或双手的拇指与食指、中指两指，或拇指与其余四指的指面做对称性着力，夹持受术者的肌肤，相对用力挤压，并一紧一松逐渐移动的手法，称为捏法。捏法主要用于脊背部，故又称捏脊法。临床上根据操作方法的不同，将捏法分为三指捏法和二指捏法。

1. 操作术式

（1）三指捏法

施术者用拇指桡侧缘顶住皮肤，食指、中指前按，三指同时用力提拿皮肤，双手交替捻动向前（图 5-1-12）。

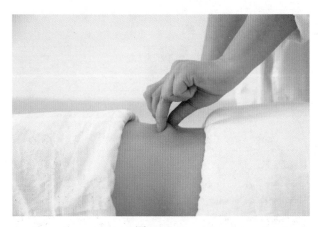

图 5-1-12

（2）二指捏法

施术者食指屈曲，用食指中节桡侧顶住皮肤，拇指前按，两指同时用力提拿皮肤，双手交替捻动向前（图 5-1-13）。

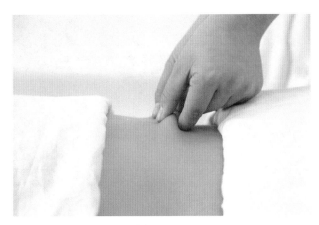

图 5-1-13

2. 操作要领

（1）操作时要有节律性和连贯性。

（2）捻动向前时须直线前进，不可歪斜。

（3）操作时捏起皮肤的多少及提拿用力的大小要均匀适中。

3. 注意事项

（1）捏时若捏得太紧、太多，则动作呆滞，不易向前推进；过少则易滑脱。

（2）捏时要用指面或桡侧面着力，不能以指端着力挤捏，更不能将肌肤拧转或用指甲掐压肌肤，否则容易产生疼痛。

4. 适用部位

捏法主要用于脊柱。

七、运法

以拇指或中指指腹在一定穴位做弧形或环形推动的手法，称为运法。

1. 操作术式

施术者一手托握受术者手，使被操作的部位或穴位平坦向上，另一手以拇指或中指指腹着力，吸附于受术部位或穴位，做由此穴到彼穴的弧形运动，或在穴周做周而复始的环形运动，频率为 60 ～ 120 次 / 分钟（图 5-1-14）。

2. 操作要领

（1）运法宜轻不宜重，宜缓不宜急。

（2）操作时只在体表旋绕摩擦推动，不带动深层肌肉组织。

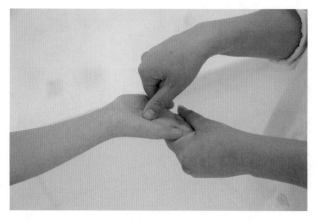

图 5-1-14

3. 注意事项

运动方向常与补泻有关，操作时应根据病情需要而选用。

4. 适用部位

运法适用于弧线形穴位或圆形面状穴位。

八、捣法

用中指指端或食指（中指）屈曲的指间关节着力，在穴位做有节奏的捣击的手法，称为捣法。

1. 操作术式

施术者沉肩、垂肘，以腕关节的屈伸带动中指指端或食指（中指）屈曲第一指间关节，在穴位做有节奏的捣击（图 5-1-15）。

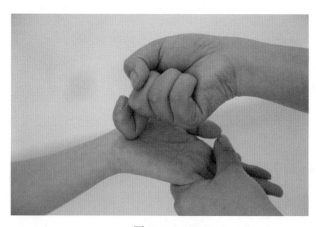

图 5-1-15

2. 操作要领

（1）操作时指间关节要自然放松，以腕关节屈伸为主动运动。

（2）捣击时位置要准确，用力时腕部要富有弹性，捣后指端或指间关节立即抬起。

3. 注意事项

（1）捣击时不要用蛮力、暴力。

（2）捣法要有节律性，频率要适中。

4. 适用部位

捣法适用于点状穴，如捣小天心等。

九、拿法

用拇指指腹和食指、中指两指指面相对用力，提拿 定部位和穴位，进行一紧一松的拿捏操作的手法，称为拿法。

1. 操作术式

施术者以拇指指腹与食指、中指两指指面着力，相对用力捏住受术部位的皮肤连同筋肌，逐渐用力内收并上提，做轻重交替的持续揉捏动作（图 5-1-16）。

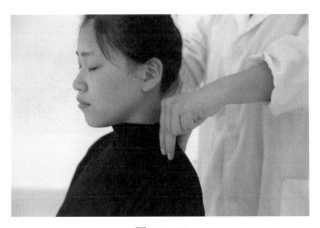

图 5-1-16

2. 操作要领

（1）操作时腕部要放松，手指指面着力，用巧劲提拿受术部位的深层筋肌。拿捏时双手交替操作。

（2）力度要由轻到重缓慢增加，逐渐深透，动作柔和而灵活。

3. 注意事项

（1）操作中不能用指端、爪甲内扣。

（2）动作要缓和连绵，不可突然用力或使用暴力。

4. 适用部位

拿法刺激性较强，常配合其他手法，如揉法等，适用于颈项、肩部、四肢等部位。

十、黄蜂入洞

用食指、中指两指指端在受术者两鼻孔下缘揉动的手法，称为黄蜂入洞。

1. 操作术式

受术者取坐位或仰卧位，施术者一手轻扶其头部以固定头部，另一手食指、中指两指指端紧贴在两鼻孔下缘处，腕关节做主动运动，带动着力部分做反复揉动50 ～ 100 次（图 5-1-17）。

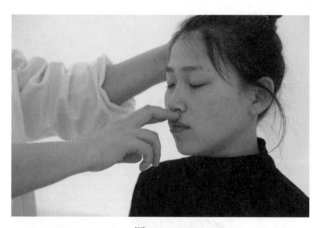

图 5-1-17

2. 功效

发汗解表，宣肺通窍。

3. 临床应用

黄蜂入洞常用于治疗外感风寒、发热无汗、鼻塞流涕、急慢性鼻炎、呼吸不畅等症。

十一、运水入土

用拇指指腹沿手掌边缘自受术者小指指根至拇指指根进行运法操作，称为运水入土。

1. 操作术式

受术者取坐位或仰卧位，施术者一手握住受术者四指，令其掌面向上，另一手拇指用运法，自肾水穴推起，沿手掌边缘，经大小鱼际交界处，运至拇指指端脾土穴止，单向反复运 100 ~ 300 次（图 5-1-18）。

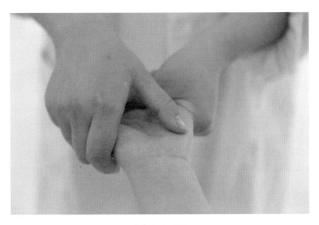

图 5-1-18

2. 功效

健脾和胃，润燥通便。

3. 临床应用

运水入土常用于治疗消化不良、食欲不振、腹胀、便秘、厌食、疳积等症。

十二、运土入水

用拇指指腹沿手掌边缘自受术者拇指指根至小指指根进行运法操作，称为运土入水。

1. 操作术式

操作与运水入土方向相反。受术者取坐位或仰卧位，施术者一手握住受术者四指，使其掌面向上，另一手拇指用运法，自拇指指端脾土穴起，沿手掌边缘，经大小鱼际交界处，运至肾水穴止，单向反复运 100 ~ 300 次（图 5-1-19）。

2. 功效

清脾胃湿热，利尿止泻。

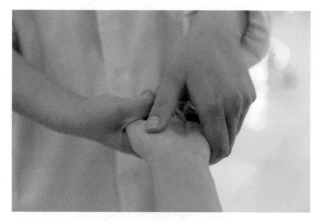

图 5-1-19

3. 临床应用

运土入水常用于治疗小便赤涩、小便频数、小腹胀满、泄泻、痢疾等症。

十三、开璇玑

先从璇玑穴沿胸肋自上而下向左右两旁分推，再从鸠尾穴向下直推至脐部，然后由脐部向左右推摩，最后由脐中推至小腹的手法，称为开璇玑。

1. 操作术式

本法操作分四步：①分推璇玑膻中：用两拇指指腹从璇玑穴沿胸肋自上而下向左右两旁分推。②推中脘：用一手拇指指腹从鸠尾穴向下直推至脐部。③推摩神阙：由脐部向左右推摩。④推神阙：用一手拇指指腹从脐中向下直推至小腹。

2. 功效

宣通气机，消食化痰。

3. 临床应用

开璇玑常用于治疗胸闷气促、气息喘急、咳痰不畅、食积腹痛、积滞胀满、呕吐腹泻及发热不退等症。

十四、打马过天河

用食指、中指两指指腹沿前臂内侧面进行弹打操作的手法，称为打马过天河。

1. 操作术式

受术者取坐位或仰卧位，施术者一手握住其四指，使其掌面向上，另一手先用中指运内劳宫，然后再以食指、中指二指指腹自总筋、内关穴，沿天河水向上，一起一落地弹打至洪池穴为一次，一般弹打 20～30 次（图 5-1-20）。

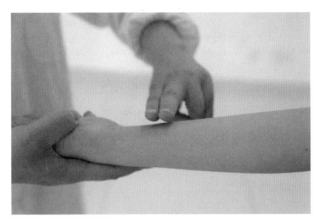

图 5-1-20

2. 功效

清热通络，行气活血。

3. 临床应用

打马过天河常用于治疗高热神昏等实热病症，不适用于虚热证者。

十五、按弦搓摩

按弦搓摩是小儿推拿复式操作手法之一，因手掌贴紧皮肤如按弦状而得名。

1. 操作术式

受术者取坐位，或家长将受术者抱坐于怀中，并将受术者两手交叉搭在对侧肩上。施术者位于其身后，用两手手掌面着力，轻贴在两侧胁肋部，对称性搓摩，并自上而下搓摩至天枢穴处，反复操作 50～100 次（图 5-1-21）。

2. 功效

理气化痰，健脾消食。

3. 临床应用

按弦搓摩常用于治疗痰积、胸闷、咳嗽、气喘、胸胁不畅、腹痛、腹胀、肝脾肿大等症。

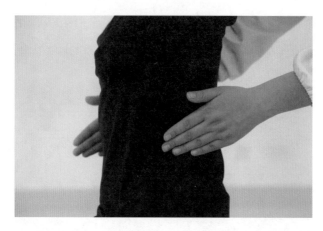

图 5-1-21

课题二
小儿推拿常用穴位

🔆 学习目标

◆ 掌握小儿推拿常用穴位的定位和功效。

◆ 能够熟练地进行小儿推拿穴位手法操作。

小儿推拿穴位包含了十四经穴、经外奇穴、阿是穴及小儿特定穴。小儿特定穴多数分布在头面部和四肢，在形态上有点状、线状及面状之分。本课题以表格的形式介绍了小儿推拿常用的穴位（见表 1、表 2、表 3）。

表 1 小儿推拿常用的上肢穴位

上肢穴位	穴位定位	功效	手法应用
脾经	拇指桡侧缘，自指尖至指根呈一直线	（补法）健脾胃、补气血 （清法）清热利湿、化痰止咳	推
胃经	大鱼际桡侧赤白肉际处，自掌根至拇指指根呈一直线	（补法）健脾胃、主运化 （泻法）清热化湿、和胃降逆、除烦止渴	推
心经	中指末节指腹	清热退心火	推
肺经	环指末节指腹	（补法）补肺气 （泻法）宣肺清热、疏风解表、止咳化痰	推
肾经	小指掌面稍偏尺侧，自指尖至指根呈一直线	（补法）补肾益脑、温养下元 （泻法）清利下焦湿热	推
大肠	食指桡侧缘，自指尖至虎口呈一直线	（补法）涩肠固脱、温中止泻 （清法）清利肠道、除湿热、导积滞	推
四横纹	手掌面，第二至第五指第一指间关节横纹处	退热消烦、清胀散结	推、掐
肝经	食指末节指腹	平肝泻火、息风镇惊	推

续表

上肢穴位	穴位定位	功效	手法应用
小肠	小指尺侧边缘,自指尖至指根呈一直线	(补法)温补下焦 (清法)清利下焦湿热、泌别清浊	推
板门	手掌大鱼际平面	健脾和胃、消食化滞、止泻、止呕	揉、推
内八卦	手掌面,以掌心为圆心,从圆心至中指指根横纹约2/3处为半径,做圆周	(顺运)宽胸理气、止咳化痰 (逆运)降气平喘、行滞消食	运
小天心	掌根,大小鱼际交界处凹陷中	清热镇惊、利尿明目	揉、捣、掐
三关	前臂桡侧,自腕横纹至肘横纹呈一直线	温阳散寒、温补下元、发汗解表	推
天河水	前臂内侧正中,自腕横纹至肘横纹呈一直线	清热解表、润燥除烦	向心直推
六腑	前臂尺侧,自肘关节至掌根呈一直线	清热、凉血、解毒	离心直推
二扇门	手背中指关节两旁凹陷中	发汗透表、退热平喘	揉、掐
二马	手背环指与小指掌指关节后凹陷中	滋肾补阴、顺气散结、利水通淋	揉
一窝风	手背腕横纹正中凹陷处	温中行气、止痹痛、利关节	揉
外关	腕背横纹上两寸,尺桡骨之间	清热解表、通络止痛	掐、揉、推
膊阳池	腕背横纹上三寸,尺桡骨之间	清热解表、通二便	掐、揉

表2　小儿推拿常用的胸腹部穴位

胸腹部穴位	穴位定位	功效	手法应用
天突	胸骨上窝正中,正坐仰头取穴	理气化痰、降逆止呕	按、揉
膻中	胸骨上,两乳头连线之中点,属任脉	宽胸理气、止咳化痰	分推、揉
胁肋	从腋下两胁至天枢处	顺气化痰、除胸闷、消积聚	搓、摩
腹	腹部,绕脐一周的椭圆区域	散寒止泻、健脾通便	摩、分推
天枢	肚脐旁开两寸	疏调肠腑、理气消滞	揉
肚角	脐下两寸,旁开两寸之大筋	理气健脾、消滞止痛	拿

表3　小儿推拿常用的其他部穴位

其他部穴位	穴位定位	功效	手法应用
大椎	第七颈椎与第一胸椎棘突之间，属督脉	清热解表、通经活络	按、揉
七节骨	第四腰椎与尾骨端呈一直线	温阳止泻、泻热通便	向上 / 下直推
脊柱	大椎至长强呈一直线	调阴阳、理气血、和脏腑、通经络、培元气	推、捏、按
天门	两眉中间至前发际呈一直线	疏风解表、开窍醒脑、通鼻窍	推
坎宫	自眉心至眉梢呈一横线	疏风解表、醒脑明目、止头痛	分推
太阳	眉后凹陷处	疏风解表、清热明目、止头痛	揉、运
耳后高骨	耳后入发际，乳突后缘高骨下凹陷中	疏风解表、安神除烦	揉、运
天柱骨	颈后发际正中至大椎穴呈一直线	清热祛风、降逆止呕	向下直推

注：因百会、列缺、迎香、虎口、外劳宫、乳根、乳旁、肩井、风门、肺俞、脾俞、胃俞、肾俞、龟尾（长强）、足三里、三阴交、丰隆、太冲、委中、承山、涌泉、昆仑等小儿穴位与成人穴位相同，在此不再一一介绍。

课题三
儿科常见病推拿治疗

⊕ 学习目标

◆ 掌握儿科常见病的概念和病因病机。

◆ 熟练掌握儿科常见病的临床表现。

◆ 了解儿科常见病的养护注意事项。

◆ 能够对儿科常见病进行推拿治疗。

小儿推拿是以中医辨证理论为基础，通过点按推拿穴位、调节脏腑、疏通经络、调和气血、平衡阴阳的方式来改善儿童体质，对于治疗儿科常见病和提高小儿机体免疫力都有非常好的疗效。本课题主要介绍小儿推拿治疗咳嗽、发热、厌食、腹泻等儿科常见病。

一、咳嗽

1. 概念

咳嗽是肺系常见病症之一，是呼吸道的一种保护性反射动作。有声无痰为咳，有痰无声为嗽，有痰有声为咳嗽。临床上咳嗽可见于多种疾病，如感冒、肺炎、急慢性支气管炎等。

2. 病因病机

（1）外感咳嗽

肺为娇脏，主司呼吸，开窍于鼻，外合皮毛，主一身之表，居脏腑之上，外感邪气，首当犯肺。当感受风寒或风热之邪时，邪束肌表，肺气不宣，清肃失职，痰液滋生；或感受燥邪，气道干燥，咽喉不利，肺津受灼，痰涎黏结，均可引起咳嗽。

（2）内伤咳嗽

多因平素体虚，或肺阴亏虚，肺气上逆，或脾胃虚寒，健运失职，痰湿内生，上扰肺络，而引起咳嗽。

3. 临床表现

（1）外感咳嗽

咳嗽有痰，鼻塞，流涕，恶寒，头痛，苔薄，脉浮。若为风寒者，兼见痰、涕清稀色白，恶寒重而无汗，苔薄白，脉浮紧；若为风热者，兼见痰、涕黄稠，发热汗出，口渴，咽痛，苔薄黄，脉浮数。

（2）内伤咳嗽

久咳或干咳少痰，或咳嗽痰稀薄量多，伴手足心热、午后潮热、口渴咽干、食欲不振、神疲乏力、形体消瘦、舌质淡红、脉细数、指纹紫滞。

4. 治疗

（1）外感咳嗽

治则：疏风解表，宣肺止咳。

处方：清肺经、运内八卦、推揉膻中、揉肺俞、分推肩胛骨。

风寒者，加推三关、揉外劳宫、掐揉二扇门；风热者，加清天河水、退六腑；痰多喘咳，有干、湿性啰音者，加推小横纹、揉掌小横纹。

（2）内伤咳嗽

治则：健脾养肺，止咳化痰。

处方：补脾经、补肺经、运内八卦、推揉膻中、揉乳根乳旁、揉中脘、揉肺俞、按揉足三里。

久咳体虚喘促者，加补肾经、推三关、捏脊；阴虚咳嗽者，加揉二马；痰吐不利者，加揉丰隆、揉天突。

5. 养护注意事项

（1）注意气候变化，灵活增减衣物，避免复感外邪。

（2）要饮食有节、起居有常、清淡饮食，忌食肥甘厚腻之品，平素多补充水分。

（3）本病宜早期治疗。若伴有高热，经推拿治疗效果不明显者，应采取中西医结合疗法。

二、发热

1. 概念

发热即体温异常升高，超过正常范围，是小儿临床常见症状之一。发热一般可分为外感发热、阴虚内热和肺胃实热三种。

2. 病因病机

（1）外感发热

由于小儿形体稚弱，抵抗外邪能力不足，加之冷热不知调节、家长照护不当等，容易为风寒外邪所侵，邪气侵袭肌表，卫外之阳被郁而致发热。

（2）阴虚内热

小儿体质素弱，先天不足或后天失养或久病伤阴而致肺肾不足、阴液亏虚，引起发热。

（3）肺胃实热

多因外感误治或过食所伤，造成肺胃壅实，郁而化热。

3. 临床表现

（1）外感发热

发热，无汗，头痛，畏寒，鼻塞，流清涕，苔薄白，脉浮紧，指纹鲜红，为风寒；发热，微汗出，口干，咽痛，流黄涕，苔薄黄，脉浮数，指纹红紫，为风热。

（2）阴虚内热

午后发热，手足心热，形瘦，盗汗，食欲减退，舌红苔薄，脉细数，指纹淡紫。

（3）肺胃实热

高热，面红，气促，不思饮食，便秘烦躁，口渴引饮，舌红苔燥，脉数有力，指纹深紫。

4. 治疗

（1）外感发热

治则：清热解表，发散外邪。

处方：开天门、推坎宫、揉太阳、清肺经、清天河水。风寒者加推三关、掐揉二扇门、拿风池，风热者加推脊。

兼见咳嗽、痰鸣气喘者，加推揉膻中、揉肺俞、揉丰隆、运内八卦；兼见脘腹胀满、不思乳食、嗳酸呕吐者，加揉中脘、推板门、分腹阴阳、推天柱骨；兼见烦躁不安、睡卧不宁、惊惕不安者，加清肝经、掐揉小天心、掐揉五指节。

（2）阴虚内热

治则：滋阴清热。

处方：补脾经、补肺经、揉二马、清天河水、推涌泉、按揉足三里、运内劳宫。

烦躁不眠者，加清肝经、捣小天心、按揉百会；自汗盗汗者，加补肾经。

（3）肺胃实热

治则：清泻里热，理气消食。

处方：清肺经、清胃经、清大肠、揉板门、运内八卦、清天河水、退六腑、揉天枢。

5. 养护注意事项

（1）鼓励患儿饮水，保持大小便通畅。

（2）一般发热患儿每日推拿1次，高热患儿可每日推拿2次，且早期治疗为宜。

（3）患儿发热期间宜吃易消化之品，不食肉鱼虾蛋等厚味。

三、厌食

1. 概念

厌食是指患儿长时期食欲不振，甚至拒食的一种病症。发病原因主要是喂养不当，导致脾胃不和，受纳运化失职。厌食患儿一般精神状态较正常，病程长者也可出现面色少华、形体消瘦等症。本病多见于1～6岁儿童。

2. 病因病机

（1）乳食不节

小儿脾常不足，饮食不能自调，食物不知饥饱。进食不规律、没节制，可导致脾失健运、胃不思纳、脾胃不和等厌食症。

（2）痰湿滋生

过食寒凉，嗜食生冷瓜果，导致脾阳受损、痰湿内生，影响脾胃运化而致厌食。

（3）脾胃虚弱

小儿禀赋不足，后天失养，致使脾胃虚弱，或病情迁延日久，损伤脾胃，使消化功能下降而出现厌食。

本病主要是由于患儿平素饮食不节或喂养不当，以及长期偏食等情况伤损脾胃正常的运化功能，从而产生见食不喜、肌肉消瘦，影响正常的生长发育。

3. 临床表现

（1）脾失健运

面色少华，不思饮食，或食之无味，拒食，形体偏瘦，精神状态一般。大小便均基本正常。舌苔白或薄腻，脉尚有力。

（2）胃阴不足

口干多饮而不喜进食或拒食，皮肤干燥，缺乏润泽，大便多干结，舌苔光剥，也有舌红少津者，舌质偏红，脉细数。

（3）脾胃气虚

神疲乏力，面色萎黄，不思乳食或拒食，若稍进食，大便中夹有不消化残渣，伴有形体消瘦、易汗、舌淡苔白、脉细弱。

4. 治疗

（1）脾失健运

治则：和脾助运。

处方：补脾经，运内八卦，掐揉四横纹，摩中脘，揉脾俞、胃俞、肝俞。

（2）胃阴不足

治则：滋阴养胃。

处方：分手阴阳（阴重阳轻），揉板门，补脾经，补胃经，运内八卦，揉中脘，按揉胃、三焦、肾俞。

（3）脾胃气虚

治则：健脾益气。

处方：补脾胃、运内八卦、推大肠、补肾经、摩腹、捏脊。

5. 养护注意事项

（1）创造良好的用餐氛围，使患儿在愉悦心情下用餐。

（2）对厌食患儿应建立良好的进食习惯，不宜吃零食。

（3）规律作息，保证患儿充足睡眠、劳逸结合、适量运动，以促进胃肠蠕动，增加食欲。

四、腹泻

1. 概念

腹泻是以小儿大便次数增多，便质稀薄甚至如水样便为主要表现的一种儿科常见病。高发人群以婴幼儿为主，多发生于夏、秋季。该病相当于现代医学的急慢性胃肠炎、单纯性消化不良等疾病。

2. 病因病机

（1）感受外邪

外感六淫之邪，如寒、热、暑、湿之邪，皆可引起腹泻，而尤以湿邪为主。脾喜燥恶湿，湿困脾阳，运化失调，对饮食水谷的消化、吸收发生障碍而致腹泻。

（2）内伤乳食

小儿脾常不足，运化能力欠佳，加之喂养不当、饥饱无度，或过食油腻、生冷，或饮食不洁，导致脾胃损伤，运化失职，不能腐熟水谷而致腹泻。

（3）脾胃虚弱

小儿素体脾虚，且生机蓬勃，脾胃负担相对较重，一旦遇到外来因素的影响特别容易导致脾胃受损，使水谷不得运化，则水反而为湿，谷反而为滞，水湿滞留，下注肠道而为腹泻。

3. 临床表现

（1）寒湿泻

大便清稀多泡沫，色淡不臭，肠鸣腹痛，脘闷食少，面色淡白，口不渴，小便清长，苔薄白腻，脉濡缓，指纹色红。

（2）湿热泻

腹痛即泻，暴注下迫，色黄褐热臭，口渴，尿少色黄，舌红苔黄腻，脉滑数，指纹色紫。

（3）伤食泻

肠鸣腹痛，大便量多，酸臭甚如败卵，泻前哭闹，泻后痛减则安，伴口臭纳呆，呕吐酸馊，舌苔厚，脉滑，指纹紫滞。

（4）脾虚泻

久泻不愈，或经常反复发作，或每于食后即泻，便稀夹有不消化食物残渣，面色苍白，食欲不振，肢倦乏力，肌肉消瘦，舌淡苔薄，脉虚弱，指纹淡。

4. 治疗

（1）寒湿泻

治则：温中散寒，化湿止泻。

处方：补脾经、推三关、补大肠、揉外劳宫、推上七节骨、揉龟尾、按揉足三里。

肠鸣腹痛者，加揉一窝风、拿肚角；体虚者，加捏脊等。

（2）湿热泻

治则：清热利湿，分利止泻。

处方：清脾经、清胃经、清大肠、清小肠、退六腑、推下七节骨、揉龟尾。

（3）伤食泻

治则：消食导滞，和中助运。

处方：运板门、运内八卦、补脾经、清大肠、揉中脘、摩腹、揉天枢、揉龟尾。

（4）脾虚泻

治则：健脾益气，温阳止泻。

处方：补脾经、补大肠、推三关、摩腹、揉脐、推上七节骨、揉龟尾、捏脊。

久泻不止者，加按揉百会；腹胀者，加运内八卦；肾阳虚者，加补肾经、揉外劳宫。

5. 养护注意事项

（1）注意饮食卫生，避免食用变质、生冷、不洁的食物。

（2）要合理喂养，腹泻期间应进食易消化的食物。

（3）腹脐部及足部注意保暖。

（4）保持皮肤清洁干燥，勤换尿布。

（5）密切观察病情变化，及早发现腹泻变证，一旦出现高热等变证要及时采用中西医结合治疗。

模块六
刮痧与拔罐

刮痧、拔罐与推拿同属传统中医外治法，在治疗疾病与保健方面都有着较好的临床效果，而且都便于进行临床推广与学习。推拿是运用手法作用于人体的一种治疗方法；刮痧、拔罐则是借助一定的器械，运用一定的技巧，作用于人体的治疗方法。本模块主要介绍刮痧与拔罐的作用原理、操作手法和步骤、适应证、禁忌证以及注意事项等内容。

课题一
刮痧疗法

学习目标

◆ 熟悉刮痧疗法的作用原理和操作种类。

◆ 掌握刮痧疗法的操作技巧、手法、操作步骤、适应证、禁忌证及注意事项。

刮痧疗法（又称痧疗）是指应用光滑的硬物器具或手指、金属针具、瓷匙、古钱、玉石片等，蘸上食油、凡士林、白酒或清水，在人体表面特定部位反复进行刮、挤、揪、捏、刺等物理刺激，造成皮肤表面出现瘀血点、瘀血斑或点状出血，通过刺激体表皮肤及经络，改善人体气血流通状态，从而达到扶正祛邪、调节阴阳、活血化瘀、清热消肿、软坚散结等功效。

一、刮痧疗法的常用工具

1. 刮痧疗法器具

（1）根据材质分类

1）水牛角痧疗板　用天然水牛角加工制成，具有活血、清热、解毒的作用。

2）砭石痧疗板　用特殊的砭石加工制成，具有镇惊、安神、祛寒的作用。

3）陶瓷痧疗板　用陶瓷材料烧制而成，具有耐高温、防静电的特点。

4）玉石痧疗板　用玉石材料加工制成，具有清热、润肤、美容的作用。

（2）根据形状分类

1）椭圆形痧疗板　呈椭圆形或月圆形，边缘光滑，宜用于人体脊柱双侧、腹部和四肢肌肉较丰满的部位。

2）三角形痧疗板　呈三角形，棱角处便于点穴，宜用于胸背部、肋间隙、四肢末端部位。

3）梳形痧疗板　呈梳子状，可以保护头发，宜用于头部。

4）方形痧疗板　一侧薄而外凸为弧形，对侧厚而内凹或为直线形，整体呈方形，宜用于人体躯干、四肢部位。

5）凹口形痧疗板　一侧有两曲线凹口，以扩大接触面积，减轻疼痛，宜用于手指、足趾、脊柱部位。

刮痧板不可长期暴露在阳光下，否则容易断裂，应置于阴凉处，必要时可在刮痧板上涂一层食用油或润肤油并收在密封袋里。家中若没有刮痧板，可用木梳背、小铜勺柄、细扣、玉饰坠或玉手镯替代。勿用铜制品、起锈制品或有缺口的瓷制品刮痧，以免对人体造成伤害。

2. 刮痧疗法介质

痧疗介质是指为减少阻力，减轻受术者疼痛，避免皮肤擦伤，同时加强治疗效果，涂抹在痧疗部位的润滑剂。传统的痧疗介质有水、油剂、中药煎剂、酒剂等。

（1）水

一般凉开水即可。

（2）油剂

生活中的植物油和食用油皆可，如芝麻油、花生油、菜籽油、橄榄油等。一般以芝麻油和橄榄油最佳，芝麻油具有清热解毒、美容养颜、活血通络等作用，而橄榄油具有活血通络、美容养颜、防癌、抗衰老等作用。

（3）中药煎剂

根据中医辨证论治的思想以及受术者的证型，配用不同中药煎煮，取其药液作为痧疗介质。例如，风寒证选用麻黄、桂枝、羌活等中药煎剂，风热证选用薄荷、防风、桑叶等中药煎剂，血瘀证选用桃仁、红花、威灵仙等中药煎剂。

（4）酒剂

用高度白酒、米酒等，或根据受术者体质配制的药酒作为痧疗介质，具有疏通经络、温经散寒、祛除病邪等作用。

涂抹润滑剂时不宜一次涂得太多，只要有润滑作用即可。刮拭头部不用润滑剂，必要时可隔层薄布刮拭。

二、刮痧疗法的作用原理

1. 中医学对刮痧疗法作用的认识

（1）调节阴阳

刮痧调节阴阳的作用基本上是通过腧穴配伍和刮痧手法来实现的。例如，病在经络、皮肉者属表，刮痧宜轻刮；病在脏腑、筋骨者属里，刮痧宜重刮。刮痧对阴阳平衡的调节呈双向性，如血压不稳者经刮拭躯干、四肢腧穴后，偏低的血压可升高，偏高的血压可降低。

（2）活血化瘀

人体肌肉、韧带、骨骼一旦受到损伤，就会在局部产生瘀血，使经络气血流通不畅，若瘀血不消，则疼痛不止。这时在局部或相应腧穴刮拭，可使瘀血消除、新血得生、经络畅通、气血运行。

（3）清热消肿

根据中医治法中"热则疾之"的原理，通过放痧手法的刺激，使热邪疾出，以达清热之目的，使内部阳热之邪透达体表，最终排出体外，以清体内之瘀热、肿毒。

（4）软坚散结

由痰湿所致的体表包块及风证，通过刮痧、放痧治疗，使腠理宣畅、痰热脓毒外泄，有明显的止痉散结效果。

（5）扶正祛邪

刮治病变相应腧穴的皮肤，使之出现青、紫充血的痧痕，使腠理得以开启疏通，将滞于经络腧穴及相应组织和器官内的风、寒、痰、湿、瘀血、火热、脓毒等各种邪气从皮毛透达于外，使经络得以疏通。

另外，当人体正气虚时，外邪易乘虚而入，通过补虚泻实之法刮拭相关腧穴部位，可使虚弱的脏腑功能得以增强，可与外邪相抵抗，使机体恢复正常状态。

2. 现代医学对刮痧疗法作用的认识

（1）消除疼痛

肌肉附着点和筋膜、韧带、关节囊等受损伤时，若不及时治疗或治疗不彻底，损伤组织可形成不同程度的粘连、纤维化或疤痕化，加重疼痛、压痛和肌肉紧张。刮痧是消除疼痛和肌肉紧张、痉挛的有效方法，主要机理为：一是加强局部循环，使局部组织温度升高；二是在刮痧板直接刺激作用下，提高局部组织的痛阈；三是紧张或痉挛的肌肉通过刮痧板的作用得以舒展，从而解除紧张或痉挛，以消除疼痛。

（2）信息调整

人体的各个脏器都有其特定的生物信息。当脏器发生病变时，有关的生物信息就会随之发生变化，通过作用于体表的特定部位产生一定的生物信息，再通过信息传递系统输入有关脏器。刮痧通过对失常的生物信息加以调整，从而起到对病变脏器的调整作用。

（3）排除毒素

刮痧过程可使局部组织的血管扩张，黏膜的渗透性增强，淋巴循环加速，细胞的吞噬作用及搬运力量加强，体内废物、毒素加速排出，组织细胞得到营养，从而使血液得到净化，全身抵抗力增强，减轻病势，促进康复。

（4）自身溶血

刮痧出痧（刮痧后皮肤表面出现红、紫、黑斑或黑疱的现象）的过程是血管扩张渐至毛细血管破裂，血流外溢，皮肤局部形成瘀血斑的现象。此等血凝块不久即能溃散，而起到自身溶血作用，这样可使局部组织血液循环加快、新陈代谢旺盛、营养状况改善，同时使机体的防御能力增强，从而起到预防和治疗疾病的功效。自身溶血是一个延缓的良性弱刺激过程，不但可以刺激免疫机能，使其得到调整，而且可以通过向心性神经作用于大脑皮质，继续调节大脑的兴奋与抑制过程及内分泌系统的平衡。

三、刮痧疗法的操作种类

刮痧疗法可分为持具操作痧疗和徒手操作痧疗。

1. 持具操作痧疗

持具操作痧疗可分为直接刮痧和间接刮痧。

（1）直接刮痧

在受术部位涂痧疗介质后，用痧疗器具直接接触受术者皮肤，在体表反复进行刮拭或团揉，至皮下呈现痧痕或潮红为止。

（2）间接刮痧

先在受术者要刮拭的部位盖一层薄布，然后用痧疗器具在布上刮拭。该法可保护皮肤，适用于儿童、年老体弱者及高热、中枢神经系统感染、抽搐、某些皮肤病受术者。

2. 徒手操作痧疗

徒手操作痧疗包括揪痧法、扯痧法、挤痧法和拍痧法。

（1）揪痧法

在受术部位涂痧疗介质后，施术者五指屈曲，用食指、中指二指的第二指节将受术部位的皮肤与肌肉揪起，然后瞬间用力向外滑动再松开，这样一揪一放反复进行，并连续发出"吧吧"的声响（图6-1-1）。在同一部位可连续操作5～6次，这时被揪起部位的皮肤就会出现痧点。该法常用于印堂穴。

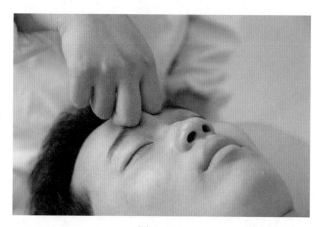

图 6-1-1

（2）扯痧法

在受术部位涂痧疗介质后，施术者用拇指、食指二指或拇指、食指、中指三指提扯受术部位的皮肤，反复操作5～6次，使之出现紫红或暗红色痧点（图6-1-2）。此法主要用于头、颈、背部的穴位。

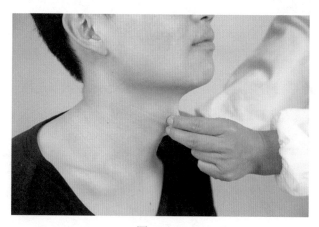

图 6-1-2

（3）挤痧法

在受术部位涂痧疗介质后，施术者用双手拇指或双手拇指、食指在受术部位用力挤压，反复进行多次，直到出现紫红色痧斑为止（图6-1-3）。

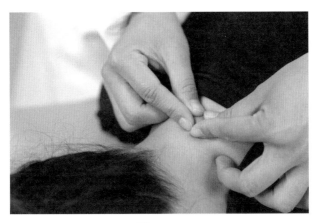

图 6-1-3

（4）拍痧法

施术者用虚掌或刮痧板拍打受术部位（一般适用于痛痒、麻胀的部位），直到出现暗红色彩斑为止（图6-1-4）。

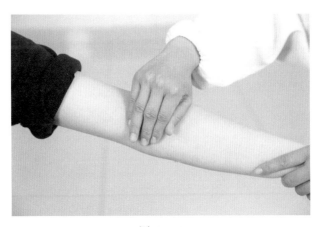

图 6-1-4

四、刮痧疗法的操作技巧

刮痧时手腕用力，力度要均匀，同时要根据病情和受术者的反应随时调整刮痧力度，轻而不浮，重而不滞，以受术者耐受为度。

1. 刮拭技巧

（1）面刮法

施术者手持痧疗板，刮拭时用痧疗板的 1/3 边缘接触皮肤，刮拭的方向呈 30°～60°（以 45°应用最为广泛），利用腕力多次向同一方向刮拭，不可逆向回刮，刮到尽头起板，再从始刮部位重复上述动作（图 6-1-5）。该法要有一定的刮拭长度，适用于人体比较平坦部位的经络和穴位。

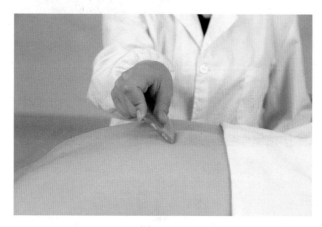

图 6-1-5

（2）角刮法

施术者用痧疗板角部在受术部位自上而下刮拭，痧疗板与刮拭皮肤呈 45°（图 6-1-6）。该法适用于人体面积较小部位或沟、窝、凹陷处，如鼻沟、耳屏、听宫、肘窝等。

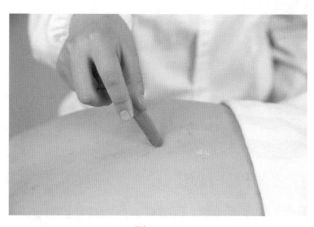

图 6-1-6

（3）点按法

痧疗板角部与施术部位呈 90°，施术者由轻到重逐渐加力，停留数秒钟后迅速抬起，使肌肉复原，多次重复，手法连贯（图 6-1-7）。该法适用于骨骼凹陷处和软组织部位。

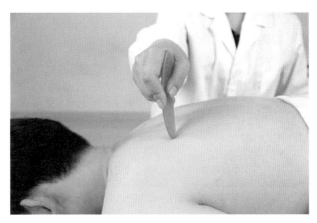

图 6-1-7

（4）拍打法

施术者用痧疗板一端的平面或用五指合拢的手掌，拍打体表部位的穴位，用力要稳、准，不要移位（图 6-1-8）。该法多用于四肢，特别是肘窝和腘窝处。拍打前要在受术部位先涂上痧疗介质。拍打法可治疗四肢疼痛、麻木及心肺疾病。

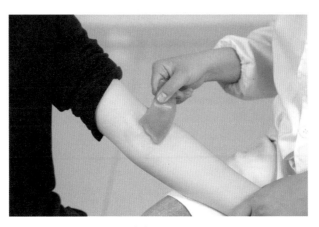

图 6-1-8

（5）按揉法

痧疗板角部与受术部位呈 20°，施术者做柔和的旋转运动（图 6-1-9）。痧疗板平面始终不离开皮肤的穴位，按压旋转速度较慢，按揉力度应深透至皮下组织或肌肉层。该法常用于对脏腑有调节和强壮作用的穴位，如合谷、足三里、内关，及颈、腰全息穴区疼痛点的治疗。

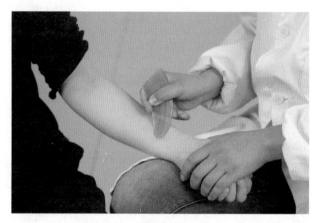

图 6-1-9

（6）厉刮法

痧疗板角部与受术部位呈 90°，痧疗板不离开皮肤，施术者来回往返刮拭，刮拭长度较短，5 厘米左右（图 6-1-10）。该法适用于头部全息穴区。

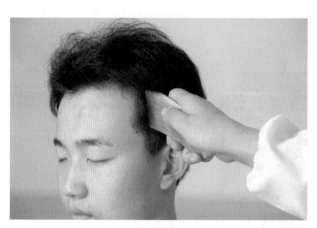

图 6-1-10

（7）长刮法

施术者用痧疗板自上而下循经刮拭，用力要均匀、平稳、和缓、连续不断，刮拭面宜长，如从肘、膝关节部位刮至指、趾尖（图 6-1-11）。该法适用于经络调理及放松肌肉、消除疲劳。

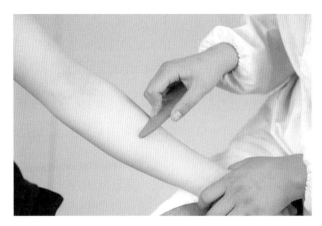

图 6-1-11

2. 补泻手法

针对不同体质、不同病症所采用的刮痧手法也各有不同。临床采用的手法有三种：补法、泻法和半补半泻法。刮痧疗法的补泻作用取决于操作力量的轻重、速度的缓急、时间的长短、刮拭的距离、刮拭的方向等因素。

（1）补法

补法的功能是激发人体的正气，使衰退的功能恢复旺盛。补法刮拭按压力小，速度较慢，刺激时间较长。此法适用于年老体弱、久病重病和体形瘦弱的虚证受术者。

（2）泻法

泻法的功能是疏泄病邪，抑制功能亢进。泻法刮拭按压力大，速度较快，刺激时间较短。此法适用于年轻力壮、新病、急病和形体壮实的受术者。

（3）平补平泻法

平补平泻法又称平刮法，介于补法和泻法之间，有三种刮拭方法：按压力大，速度较慢；按压力小，速度较快；按压力中等，速度适中。此法适用于日常保健和虚证、实证兼有的受术者。

五、各部位的刮痧手法

根据人体各部位的解剖特点，可以选用适宜的痧疗器具和刮拭方法，再根据病情的需要确定刮拭顺序。刮拭体位的选择既要考虑施术方便，又要考虑受术者的舒适度。

1. 头部

（1）刮拭方法

头部有头发覆盖，刮拭前无须涂润滑剂。为了增强效果，可使用痧疗板薄面边缘、痧疗板棱角或梳状痧疗板刮拭。每个部位刮拭 30 次左右，刮至头皮发热为宜。手法可采用平补平泻法。施术者一手用痧疗板刮拭，另一手扶住受术者头部，保持头部刮拭时的稳定。

刮拭头部两侧：从头部两侧太阳穴开始，刮至风池穴，经过头维、颔厌等穴位。

刮拭头前部：从百会穴开始，刮至前发际穴，经过前顶、通天、五处、头临泣等穴位。

刮拭头后部：从百会穴开始，刮至耳后发际穴，经过后顶、脑户、哑门等穴位。

刮拭全头部：以百会穴为中心向头顶四周呈放射状刮拭，覆盖全头部穴位和运动区、感觉区、胃区、生殖区等。

（2）主治病症

可预防和治疗脑血栓、中风后遗症、神经衰弱、偏头痛、习惯性头痛、三叉神经痛、高血压、眩晕、记忆力减退、青少年白发、脱发、感冒等。

（3）注意事项

在刮拭过程中，局部有酸麻胀痛的感觉是正常的，也是暂时的，继续刮拭即可消失。

2. 面部

（1）刮拭方法

面部刮拭根据面部肌肉的走向，从眼、鼻、口的中线向面部两侧刮拭。面部刮痧手法宜轻柔缓慢，切忌重力和大面积刮拭。

刮拭前额部：从前额正中线分别向两侧刮拭，上方刮至前发际穴，下方刮至眉毛，经过印堂、攒竹、鱼腰、丝竹空等穴位。

刮拭两颊部：由内向外刮拭，经过承泣、四白、下关、听宫、耳门等穴位。

刮拭下颌部：以承浆为中心分别向两侧刮拭，经过地仓、大迎、颊车等穴位。

（2）主治病症

面部刮拭有美容、养颜、祛斑的功效，可预防和治疗口、鼻、眼、耳等五官科的疾病。

（3）注意事项

面部刮拭不用涂抹痧疗介质，可用温开水湿润皮肤后刮拭，宜用补法，用力宜轻柔，时间宜短。

3. 颈部

（1）刮拭方法

颈部是人体十二正经中手三阳经和足三阳经及督脉循行的必经之路，经常刮拭具有滋阴潜阳、补益正气、防治疾病的功效。

刮拭颈部正中线（督脉循行部分）：从哑门穴刮至大椎穴。

刮拭颈部两侧：从风池穴刮至肩井、巨骨穴，经过肩中俞、肩外俞、秉风等穴位。

（2）主治病症

可预防和治疗颈椎病、头痛、感冒、近视、咽炎等。

（3）注意事项

颈部正中线刮拭至大椎穴时，用力要轻柔。刮拭颈部两侧风池穴至肩井穴时，要采用长刮法，中途不停顿。颈部到肩上肌肉较丰富，用力可稍重些，即用按压力重、频率慢的手法。

4. 胸部

（1）刮拭方法

刮拭胸部正中线：从任脉的天突穴到膻中穴，用痧疗板棱角自上而下刮拭。

刮拭胸部两侧：以任脉为界分别向两侧平行刮拭，刮经乳头处时要抬板隔过，刮到中府穴处宜用痧疗板棱角从上向下刮拭。

（2）主治病症

可预防和治疗心绞痛、冠心病、心律不齐、慢性支气管炎、哮喘、肺气肿等心肺系统病症，对乳腺小叶增生、乳腺炎、乳腺癌等也有防治作用。

（3）注意事项

中线刮拭宜轻柔，两侧刮拭宜采用平补平泻法或补法。对形体消瘦的受术者宜采用角刮法，沿上下两肋骨之间刮拭。妇女乳头禁止刮拭。

5. 腹部

（1）刮拭方法

腹部由上向下刮拭，用痧疗板一边 1/3 边缘从左侧依次排刮至右侧，有内脏下垂者则从下往上刮拭。

（2）主治病症

可预防和治疗肝、胆、脾、胃、肾、膀胱、大小肠病变、慢性肝炎、胆囊炎、呕吐、胃痛、消化不良、十二指肠溃疡、慢性肾炎、前列腺炎、便秘、泄泻、月经不调、卵巢囊肿、不孕症等。

（3）注意事项

饭前、饭后 1 小时内禁刮腹部。腹部近期做过手术者，肝硬化、肝腹水、肠穿孔者禁刮腹部。

6. 背部

（1）刮拭方法

背部刮拭方向是从上向下，骶部刮拭方向是自下而上，一般先刮背部正中线的督脉，再刮两侧的膀胱经和夹脊穴。背部正中线是督脉循行的部位，也是胸椎、腰椎和骶椎的位置。背部正中线两侧旁开 1.5 寸、3 寸处是足太阳膀胱经循行的部位。

（2）主治病症

督脉和足太阳膀胱经所有穴位都与人体的五脏六腑有联系，刮拭背部可治疗和预防全身五脏六腑的病症。

（3）注意事项

刮拭正中线时手法宜轻柔（补法），以免伤及脊椎。脊椎棘突者，可由上而下用痧疗板棱角按压两棘突中间部位刮拭。两侧膀胱经用泻法刮拭，用力均匀，刮拭距离尽量拉长，中途不停顿。背部刮拭不仅可预防和治疗疾病，也可诊断疾病。例如，刮拭时心脏、肾脏部位有压痛和大量痧斑，则表示心脏、肾脏有可能发生了病变。

7. 四肢

（1）刮拭方法

刮拭上肢内侧：沿手三阴经走向，从上向下刮拭。

刮拭上肢外侧：沿手三阳经走向，从上向下刮拭。

刮拭下肢内侧：沿足三阴经走向，从上向下刮拭。

刮拭下肢前侧、外侧、后侧：沿足三阳经走向，从上向下刮拭。

（2）主治病症

四肢刮痧基本覆盖了人体十二正经的大部分穴位，因此可治疗全身疾病。例如，刮拭上肢内侧手太阴肺经，可主治呼吸系统的疾病；刮拭足阳明胃经，可主治消化系统的疾病。

（3）注意事项

刮拭四肢应采用长刮法，刮拭距离尽量拉长；遇到关节部位应抬板，不可重力强刮；遇到四肢皮下不明包块、感染病灶、破溃、痣瘤等部位，不宜刮拭。下肢静脉曲张和水肿受术者，刮拭方向应从下往上。

8. 膝关节

（1）刮拭方法

刮拭膝眼部：用痧疗板棱角先点按下肢内外两膝眼凹陷处，然后向外刮出。

刮拭膝关节前部（足阳明胃经经过膝关节前面部分）：膝关节以上部分，从伏兔穴经阴市穴刮至梁丘穴；膝关节以下部分，从犊鼻穴刮至足三里穴。

刮拭膝关节内侧部（足太阴脾经经过膝关节内侧部分）：从血海穴刮至阴陵泉穴。

刮拭膝关节外侧部（足少阳胆经经过膝关节外侧部分）：从膝阳关穴刮至阳陵泉穴。

刮拭膝关节后部（足太阳膀胱经经过膝关节后侧部分）：从殷门穴刮至委中、委阳穴。

（2）主治病症

可预防和治疗膝关节病变，如膝关节炎、风湿性关节炎、膝关节韧带损伤、肌腱劳损、髌骨软化等。对腰、背部疾病及胃肠疾病也有疗效。

（3）注意事项

膝关节的结构较为复杂，要根据结构的凹凸来选择角刮法或平刮法。要灵活掌握刮拭力度和方向，避免损伤膝关节。膝关节积水受术者，不宜局部刮拭，可选相关穴位刮拭。膝关节后方、后下方刮拭时易起痧疱，宜轻刮。有静脉曲张受术者，要改变方向刮拭。另外，膝关节也可用拍打疗法（板拍法或掌拍法）治疗。

六、刮痧疗法的操作步骤

1. 术前准备

（1）询问病情

详细询问受术者病情，以确定是否属于刮痧适应证，有无禁忌情况。要根据受术者病情确定刮拭部位，还应根据受术者的性别、年龄、形体、体质、病情、病变部位和所取经络腧穴所在的具体部位选用补法、泻法或平补平泻法。

（2）检查用品

刮痧前应检查刮痧板是否清洁，边缘是否有裂口，刮痧活血剂是否备好。禁用化学品（如塑料品）刮拭皮肤，以免化学刺激造成继发病症。刮痧板可用消毒液或肥皂水清洗，然后用毛巾擦干，表面也可用酒精消毒。原则上谁接受刮痧用谁的刮痧板，以避免交叉感染。

2. 选择体位

根据病症特点、痧疗部位和受术者体质等，选择受术者舒适持久、施术者便于操作的治疗体位。

（1）坐位

受术者侧身坐于椅上，一手扶于椅背上；或双腿分开，面向椅背坐于椅上，双手扶于椅背上；或坐于方凳、圆凳上或床边，双手扶于桌边或床边，暴露头、上肢和背部。该体位适用于头面部、颈项部、上肢和背部的痧疗。头痛、感冒、颈痛、肩痛等症痧疗时，多选择此种体位。

（2）仰靠坐位

受术者坐于椅上，背部靠于椅背，暴露颈前部及胸前部。该体位适用于面部、颈前部、胸部、肩部和上肢的痧疗。咽部不适、慢性支气管炎、气管炎、肩痛等症痧疗、全身痧疗及面部美容时，多选择此种体位。

（3）扶持站位

受术者前倾稍弯腰站于床、桌或椅前，双手扶床边、桌边或椅背，使背部、下肢暴露。扶持站位适用于背部、腰部、臀部和下肢的痧疗。背痛、腰痛、腿痛及下肢不适等症痧疗时，多选择此种体位。

（4）仰卧位

受术者仰卧于床上，暴露面部、胸部、腹部及上肢内侧。该体位适用于面部、胸部、腹部和上肢内侧的痧疗。腹泻、腹痛、肥胖等症痧疗、全身痧疗、面部美容及心肺不适者胸部痧疗时多选择此种体位，尤其适用于老年人和妇女。

（5）俯卧位

受术者俯卧于床上，暴露头后部、颈部、背部、臀部及下肢后侧。该体位适用于头后部、颈部、肩上部、腰背部、臀部，以及下肢内、外、后侧的痧疗。颈痛、肩痛、背痛、腰痛、腿痛、疲劳、失眠等症痧疗时，以及背部痧疗配合罐疗、走罐时，多选择此种体位。

（6）侧卧位

受术者侧卧于床上，暴露侧半身及身体前后侧。该体位适用于肩部、髋部和下肢外侧的痧疗。肩周疼痛、髋部疼痛及下肢一侧骨关节疼痛痧疗时，多选择此种体位。

3. 施术

施术即施术者在受术者身上具体实施刮痧手法。

（1）暴露待刮痧的皮肤。例如，刮拭颈部，需先暴露颈部的皮肤；刮拭腰部，需先暴露腰部的皮肤。

（2）在刮拭的皮肤（经络腧穴部位）上涂抹痧疗介质。

（3）刮拭的顺序为头部→颈部→背部（胸椎部→腰椎部→骶椎部）→胸部→腹部→上肢（内侧→外侧）→下肢（内侧→外侧→后侧）。

（4）刮拭完毕一部位（经络腧穴）再刮另一部位（经络腧穴）。

（5）医患交流：施术者对受术者进行刮痧时，应不断询问受术者的感受，如是否能承受、刮拭部位是否疼痛等。若受术者称刮拭部位疼痛，施术者应区分是受术者本身经络不通所致，还是手法太重所致。若是前者，应向受术者解释，让受术者稍加忍耐；若是后者，施术者应及时调整手法。

（6）刮痧时间：用泻法或平补平泻法进行刮痧时，每个部位一般刮拭 3 ~ 5 分钟；用补法时，每个部位一般刮拭 5 ~ 10 分钟。通常，一个受术者选 3 ~ 5 个部位。对一些不出痧或出痧较少的受术者，不可强求出痧。此时，应根据受术者的年龄、体质、病情、病程以及刮痧的受术部位灵活掌握刮拭时间。以保健为目的的刮痧无严格的时间限制，以自我感觉良好、舒服为原则。

4. 刮痧后的处理

出痧是一种正常的刮痧治疗效应，刮痧尤其是出痧后 1 ~ 2 天，出现被刮拭的皮肤部位轻度疼痛、发痒、虫行感，自感体表冒冷、热气，皮肤表面出现风疹样变化等情况，均属于正常现象，数天后即可自行消失。

刮痧后一般不需要特殊处理，只需用干净的毛巾或消毒后的棉球将痧疗部位的痧疗介质擦拭干净即可。若选用痧疗乳或按摩乳，则用手掌快速来回直线摩擦，使之充分吸收即可，同时也能增强疗效。痧疗之后，让受术者饮用 500 ~ 2 000 mL 的温开水（最好为淡糖盐水），休息 15 分钟左右即可离开。

如果在刮痧过程中受术者出现头晕、目眩、心慌、出冷汗、面色苍白、四肢发冷、恶心欲吐或神昏扑倒等晕刮现象，应及时停止刮拭，迅速让受术者平卧，取头低脚高体位。迅速用刮痧板刮拭受术者百会穴（重刮）、人中穴（棱角轻刮）、内关穴（重刮）、足三里穴（重刮）、涌泉穴（重刮），静卧片刻即可恢复。对于晕刮，应注意预防；对于初次接受刮痧治疗、精神过度紧张或身体虚弱者，应做好解释工作，消除受术者对刮痧的顾虑，同时手法要轻，即用补法。若受术者饥饿、疲劳、口渴时，不要对其刮痧，应让其进食、休息、饮水后再予刮拭。在刮痧过程中要精神专注，随时注意观察受术者的情况，询问受术者的感受，一旦有不适应及时纠正或及早采取处理措施，防患于未然。

如果受术者出痧特别多，且呈紫红色甚至紫黑色，最好在痧点特别多的地方刺血，将痧毒排出，这样有利于身体康复。用细小的针具刺血，皮肤伤口小，出血量少，挤净血后用无菌干棉球或棉签擦拭或按压即可，伤处可不做其他处理。用较粗大的针具刺血，伤口较大，出血量多，血止后用无菌干棉球或无菌纱布按压针孔数分钟，再用创可贴或无菌敷料覆盖伤处。刺血后嘱受术者 24 小时之内不能洗澡，注意不要让水接触痧疗处，同时避风寒。凡被污染的针具、器皿、棉球、纱布、手套等，均应严格按照国家相关标准进行清洗、消毒、集中存放，并做无害化处理。

5. 刮痧疗程

两次刮痧的时间需间隔 3～6 天，以皮肤上痧退（即痧斑完全消失）为准。一般 3～5 次为一个疗程。

七、刮痧疗法的适应证与禁忌证

1. 刮痧疗法的适应证

（1）内科病症

如中风、眩晕、头痛、面瘫、痹证、痿证、面痛、感冒、咳嗽、哮喘、心悸、不寐、郁证、胁痛、胃痛、呕吐、呃逆、泄泻、痢疾、便秘、癃闭、阳痿、遗精等。

（2）妇儿科病症

如月经不调、痛经、经闭、带下病、不孕症、盆腔炎、乳少，小儿遗尿、小儿惊风、小儿食积、小儿脑性瘫痪、小儿多动症等。

（3）皮外伤科病症

如荨麻疹、湿疹、蛇串疮、扁平疣、神经性皮炎、痤疮、斑秃、疔疮、丹毒、痄腮、乳痈、乳癖、肠痈、痔疮、项痹、肩痹、肘劳、腱鞘囊肿、腱鞘炎、腰痛等。

（4）五官科病症

如目赤肿痛、麦粒肿、近视、耳鸣、耳聋、鼻渊、牙痛、口疮等。

（5）急症

如晕厥、高热、抽搐等。

（6）其他

如肥胖、衰老、美容等。

2.刮痧疗法的禁忌证

（1）下列受术者应慎用或轻手法刮拭：年老体弱、大病或手术之后、重症心脏病、严重肝肾功能不全者，有出血倾向疾病或重症贫血、再生障碍性贫血、白血病、血小板减少等症患者，糖尿病合并周围血管病变、静脉曲张者，心、肝、肾等功能不全引起的浮肿、尿潴留者。

（2）下列受术者应避开患处，尽量在远端或周围刮拭：急性创伤、扭挫伤或皮肤破溃者，有感染性病灶如疮、疔或其他感染病变者，有原因不明的皮下包块、肿块者，皮上有痣疣、色素斑或其他赘生物者。另外，大血管及神经表浅的部位也应尽量在远端或周围刮拭。

（3）接触传染性疾病、皮肤病等要专板专用，注意消毒。

（4）过度饥饱、过度疲劳、醉酒者不可接受重力、大面积刮痧，否则会引起虚脱。

（5）眼睛、口唇、舌体、耳孔、鼻孔、乳头、肚脐等部位禁止刮痧，因为刮痧会使这些部位黏膜充血，而且不能康复。

（6）孕妇的腹部、腰骶部禁用刮痧疗法，否则会引起流产。

（7）严重接触性过敏或对刮痧严重恐惧者，禁用刮痧疗法。

（8）精神病患者禁用刮痧疗法，因为刮痧可能刺激其发病。

八、刮痧疗法的注意事项

1.刮痧治疗时应注意室内保暖，尤其是在冬季，应避寒冷与风口。夏季刮痧时，应避免风直吹刮拭部位。

2. 刮痧出痧后 30 分钟内忌洗凉水澡。

3. 年迈体弱者、儿童宜用补法刮拭。随时注意观察受术者的面部表情及全身情况，以便及时发现和处理意外情况。

4. 病情重、病灶深但体质好或疼痛性疾病的受术者，宜用泻法或平补平泻法刮拭；病情轻、病灶浅但体质较差的受术者，宜用补法。冬季或天气寒冷时刮痧时间宜稍长，夏季或天气炎热时刮痧时间宜稍短。

5. 前一次刮痧部位的痧斑未消退之前，不宜在原处进行再次刮拭。再次刮痧需间隔 3 ~ 6 天，以皮肤上痧斑消退为标准。

6. 每次治疗时刮拭时间不可过长，严格掌握每次刮痧只治疗一种病症的原则。

课题二
拔罐疗法

⊕ **学习目标**

◆ 熟悉拔罐疗法的作用原理。

◆ 掌握拔罐疗法的操作手法、具体操作步骤、适应证与禁忌证及注意事项。

拔罐疗法（又称罐疗）以罐为工具，利用燃火、抽气等方法排除罐内空气，形成负压，使罐吸附于腧穴或应拔部位的体表，使局部皮肤充血，以达到防治疾病的目的。拔罐疗法从单一罐疗发展为与其他疗法配合应用的针罐疗法、刺血罐疗法等。在临床应用方面，拔罐疗法由最初单纯地吸脓排毒，发展为治疗内、外、妇、儿、骨伤、皮肤、五官等各科百余种疾病，乃至强体健身、美容美体，成为临床应用简便、实用的一种方法。

一、拔罐疗法的常用工具

拔罐疗法使用的罐具已由竹罐、陶瓷罐发展为玻璃罐、塑料罐、橡胶罐，乃至磁疗罐、红外线罐、激光罐等现代装置，罐型也有大小不等的多种型号，能适用于全身不同部位。

1. 竹罐

竹罐即选取坚实成熟的老竹子，按竹节截断，一端留节做底，一端去节做口，削去表皮，口底要平，四周要光滑（图6-2-1）。罐口的直径分为3厘米、4厘米、5厘米，长8~10厘米。口径大者，用于面积较大的腰背部及臀部；口径小者，用于四肢关节部位。竹罐总体形如腰鼓状，优点是取材容易、制作简单、耐高温、轻便、不易打破；缺点是容易爆裂漏气，吸力不大，且不透明而不易观察皮肤的变化。

日久不用的竹罐可能因过于干燥而容易漏气，甚至破裂，故在使用前应先用温水浸泡几分钟。竹罐普遍应用于我国南方地区。

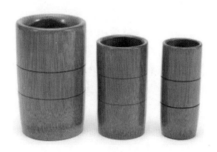

图 6-2-1

2. 陶瓷罐

陶瓷罐是用陶土或瓷土制成的口圆肚大的罐，再涂上黑釉或黄釉，经窑烧制而成（图 6-2-2）。其形如缸状，两端较小，中间外凸，一般有大、中、小和特小几种，口径小的略短，口径大的略长。陶瓷罐密封性好，不漏气，吸拔力强，里外光滑，价格低廉，适用于全身各部位，现在北方农村应用普遍。但其缺点是罐具较重，容易打破，由于不透明无法观察罐内皮肤变化，目前在临床上已不常用。

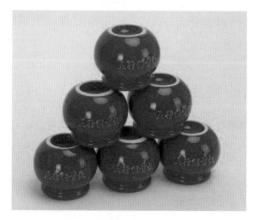

图 6-2-2

3. 玻璃罐

玻璃罐用耐热透明玻璃烧制而成，肚大口圆，罐口边缘略凸向外（图 6-2-3），根据罐口直径和腔的大小可分为不同型号，罐口直径为 2 ~ 6 厘米。玻璃罐罐口光滑，吸附力好，清晰透明，可以清楚地观察局部皮肤的瘀血程度，易于掌握起罐时间，适用于全身各部位，可施用多种罐疗手法，是目前最常用的罐具之一。其缺点是容易破损，导热快。

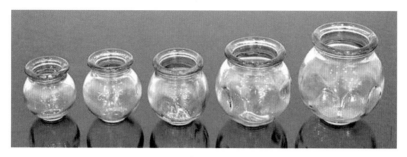

图 6-2-3

4. 抽气罐

抽气罐是一种特别的罐具，由不同规格的安瓿或有机玻璃式透明工程塑料制成（图 6-2-4）。用安瓿做成抽气罐，则将瓶底切去磨平，切门须光滑，瓶口的橡皮塞须保留完整，治疗时用注射器将罐内空气抽出，形成负压，吸拔于所选择的病变部位；用有机玻璃式透明工程塑料做成的抽气罐，则在罐尾安装有一个特别的活塞，它可将罐内的空气抽出，使罐内形成负压，达到治疗疾病的目的。抽气罐的优点是使用方便，不用点火，不会烫伤，安全简单；缺点是无温热感，不能施走罐手法。

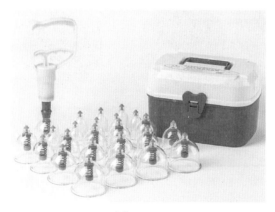

图 6-2-4

5. 电罐

电罐是随着现代科学技术的发展而出现的，是一种集温热磁疗电针等综合治疗方法于一体的新型罐具（图 6-2-5）。其优点是使用安全，不易烫伤，可调控温度和负压；缺点是成本较高，携带不便，不能施行其他手法。

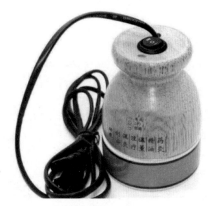

图 6-2-5

6. 橡胶罐

橡胶罐是以橡胶为原料制作成的罐具，有各种不同形态和规格（图 6-2-6）。其优点是不易破碎，携带方便，操作简单，容易推广，受术者自己便可操作；缺点是吸力不够强，无温热感，只能用于固定部位治疗，不能施其他手法，不能高温消毒。

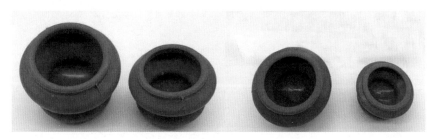

图 6-2-6

7. 代用罐

在日常生活中，随手可用一些日用品，如茶杯、酒杯、罐头瓶、花瓶、碗等代替专业的拔罐工具。要求这些代用品罐口平整、平滑宽厚、耐热。

二、拔罐疗法需备的辅助材料

1. 燃料

拔罐常采用 95% 的酒精作为点火的燃料，可使用酒精灯或小口瓶装酒精。酒精燃烧迅速，无油烟，形成的负压大，吸力强。

2.点火工具

可用止血钳夹住棉球作为点火工具；也可用葡萄糖注射液瓶子装酒精，用一根较粗的铁丝穿过瓶子的橡皮塞，铁丝的一端扎牢一团纱布，棉球或海绵等作为点火端，另一端作为柄。酒精以不滴为度，过多则易滴到受术者身上而烫伤受术者。

3.火源

常以打火机、酒精灯、蜡烛、火柴作为火源。

4.介质

走罐时，需要用介质润滑皮肤，以免拉伤皮肤。常用的介质有液体石蜡、按摩乳、甘油、松节油、凡士林、植物油等。

5.药物

用药物浸泡罐具（主要是竹罐）或将药物涂于患处，可以加强拔罐的疗效。

6.其他工具

备好梅花针、皮肤针或三棱针。可先在需要刺络拔罐处，用梅花针、皮肤针叩刺或用三棱针点刺出血后，再用火罐、竹罐拔出血。

三、拔罐疗法的作用原理

1.中医学对拔罐疗法作用的认识

（1）调整阴阳

罐疗具有调整脏腑的功能，从而扶正祛邪，使之达到阴阳平衡。

（2）疏通经络

罐疗作用于经络，由浅入深，由表及里，能起到疏通经络、调和气血的作用，使气血复其流行，则经脉既通，其病自除。

（3）消肿止痛

罐疗有消肿止痛的作用，进而可使关节通利。利用罐内的吸力，可吸出肌肉、血脉中的风寒。在患处施行罐疗，更有温通经络、祛风散寒、祛湿除邪、温通血脉、活血散瘀、舒筋止痛等功效。

（4）排脓托毒

罐内形成负压，吸力很强，可用于毒气郁结、恶血瘀滞之症。在未成脓时罐疗，尤其是针刺之后罐疗，可使毒血排出、气血疏通、瘀阻消散。已经化脓时，罐疗可排脓托毒，使症状迅速减轻。

2. 现代医学对拔罐疗法作用的认识

（1）负压作用

在火罐负压吸拔的时候，皮肤表面有大量气体溢出，从而有利于加强局部组织的气体交换；同时负压使局部的毛细血管通透性发生变化直至破裂，少量血液进入组织间隙，产生瘀血，红细胞受到破坏，血红蛋白释出，出现自身溶血现象，使机体在自我调整过程中局部耐受性和抵抗力增强，从而产生行气活血、舒筋活络、消肿止痛、祛风除湿等功效。

（2）温热作用

拔罐疗法对局部组织有温热刺激作用，以火罐、水罐最明显。温热刺激能使血管扩张，促进以局部为主的血液循环，改善充血状态，加强新陈代谢，使体内的废物、毒素加速排出，改变局部组织的营养状态，起到温经散寒、清热解毒等作用，促进机体康复。

四、常用的拔罐疗法

拔罐疗法要熟练掌握其操作方法，根据受术者身体状况、病情变化及病变部位，选择合适的罐具，要做到吸拔有力，又要防止吸力过大造成身体不适。

1. 火罐法

火罐法利用燃烧时火焰的热量，排出罐内空气，使罐内形成负压，进而将罐吸着在皮肤上。常用的火罐法有以下几种：

（1）闪火法

用镊子或止血钳夹住酒精棉球，或在铁丝一端缠上棉球做成点火棒，或用长纸条，点燃后伸进罐内，在罐底部或中部旋转一圈后迅速退出，再迅速将罐扣在需拔罐处，即可吸住（图6-2-7）。操作时动作要快，罐口与应拔部位距离不宜太远，火焰在罐内不宜停留过久，以免罐子太热。操作时酒精不宜蘸得太多，以免燃烧时酒精流溢而烫伤皮肤。此法较安全，不受体位限制，适合于各种体位和部位拔罐，是临床使用的主要拔罐疗法之一。

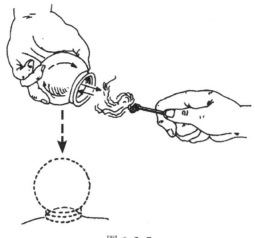

图 6-2-7

（2）投火法

将纸片或酒精棉球点燃后投入罐内，迅速将罐扣在应拔的部位（图6-2-8）。此法适用于侧面横拔，即使罐体横置，以免纸片、棉球掉在皮肤上造成烫伤。投火法操作简便安全，吸拔力强；但纸片燃烧产生烟尘，易发生污染。皮肤有破损者不适用此法。

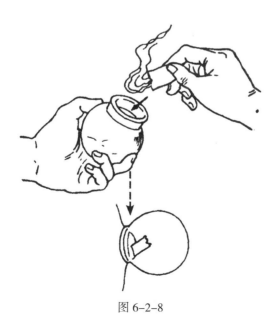

图 6-2-8

（3）贴棉法

将直径 2 厘米左右的薄脱脂棉棉片略浸酒精（不可过多，以免酒精流动，扣罐时灼伤受术者），贴于罐内上中段，点燃棉片后立即将罐扣于要拔部位（图6-2-9）。该法会因燃烧物落下而烧伤皮肤，故适用于身体侧面横向操作。

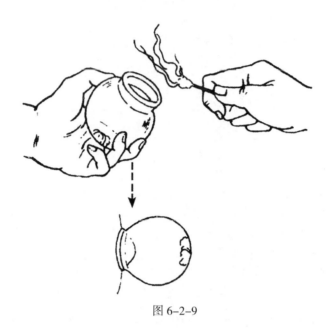

图 6-2-9

（4）架火法

以一直径2～3厘米（应小于罐口）的不易燃、不传热的块状物（如胶木瓶盖）为中介，将酒精棉球置于摆好的中介上，点燃酒精棉球后迅速将火罐扣在其上即可（图6-2-10）。此法可产生较强吸力，取材方便，安全性强，不易烫伤。该法适用于肌肉丰厚且平坦的部位。

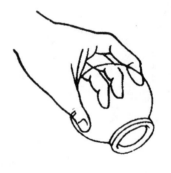

（5）滴酒法

将适量酒精或白酒滴入罐内底部，勿滴过多或滴到罐口，以免烫伤皮肤。使用时应罐口朝上，酒精滴在罐底部，然后转动罐体，使酒精均匀沾湿罐底内壁，用火柴点燃酒精后迅速将罐扣于病变部位。该法也适用于身体侧面横向操作。

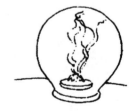

图 6-2-10

2. 水罐法

水罐法一般用竹罐操作。先将罐置于锅内，加水或中药煮沸3～5分钟，然后用镊子将罐夹出，甩去液体并迅速用干净的干毛巾捂住罐口，乘热将罐按拔在皮肤上，稍加压按约30秒，使之吸牢即可。此法有温热功效，并能起到药与罐的双重作用；缺点是操作技巧不易掌握，出水后拔罐过早易烫伤皮肤，过晚则吸力不足，而且不易施其他手法，如走罐等。

3. 抽气法

抽气法是指用各种不同的抽吸工具，将罐内空气吸除，使之形成负压，达到罐疗的目的。该法配套的特制玻璃罐或塑料罐形如杯状，顶端装有活塞，可接各种抽吸工具。以手动式真空罐疗器为例，选取适当大小的罐具及舒适体位，将选好的罐具放在应拔部位，顶部活塞上提，以保证通气，将真空抽吸器轻轻套住罐具顶部活塞，垂直快速提拉杆数次，罐即可吸附在穴位或治疗部位。抽气罐罐内负压的大小容易控制，不会烫伤，但不便施走罐等手法。

五、拔罐疗法的操作手法

1. 单罐法

单罐法即一罐单用，适用于病变范围比较局限的疾病，可按病变或压痛范围大小选用适当口径的罐具（图6-2-11）。

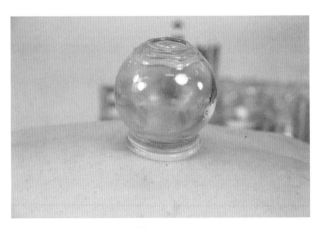

图 6-2-11

2. 多罐法

多罐法即多罐并用，适用于病变范围较大的疾病、病变处肌肉较丰满的疾病或敏感反应点较多者。可根据经络走向或解剖形态等情况，酌情吸拔数个或数十个罐，如某一处肌肉劳损时，可按肌肉的走向、位置成行排列吸拔多个火罐，称为排罐法（图 6-2-12）。若身体强壮、症状明显的受术者，罐具数目多而排列紧密（罐距小于 3 厘米）；若体质弱或症状不明显的受术者，罐具排列较稀疏（罐距大于 7 厘米）。

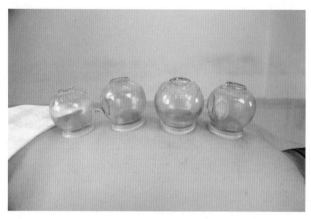

图 6-2-12

3. 留罐法

留罐法又称坐罐法，是拔罐中最常用的一种方法，罐吸拔在皮肤后留置一段时间，一般为 5 ~ 20 分钟。根据个体情况及季节不同，留罐时间也不相同。罐大、吸拔力强的，应适当减少留罐时间；夏季及肌肤薄处，留罐时间不宜过长。如需刺络拔罐，时间可稍延长，但不要拔起水疱或拔破皮肤。

4. 走罐法

走罐法又称滑罐法、推罐法、运罐法等。操作前，先选用罐口较大、罐口壁较厚且光滑无破损的玻璃罐或有机玻璃罐，然后在罐口或吸拔部位涂上一层薄薄的润滑剂，如液体石蜡、凡士林，或根据病情选用风油精、红花油、药酒等，便于罐滑动。罐吸拔于皮肤后，以手握住罐底，稍倾斜罐体或平推，做前、后、左、右方向移动或环形旋转运动，反复数次，至皮肤出现潮红、深红或起丹痧点为止。本法操作时应根据受术者体质及病情调整火罐的行走速度和手法的轻重，火罐内负压不可太大，负压大吸力强，走罐时易引起受术者疼痛。本法适用于病变部位较大、肌肉丰厚之处，如背部、腰部、腹部、大腿等。

5. 闪罐法

闪罐法是用镊子夹住酒精棉球，点燃后送入罐底，立即抽出将罐拔于受术者患处，随即将罐立刻取下，反复如此操作，直至皮肤潮红发热为止。这种反复地牵拉与松弛，反复地充血，使皮肤血液灌注→输布→再灌注，血液循环得到改善，对神经和血管有一定兴奋作用。闪罐法适用于外感风寒、肌肉痿软、皮肤麻木、机能减退的虚弱病症及中风后遗症等。由于此法不会在皮肤上留斑，故较适合于面部使用。操作时应注意，闪火入罐时动作要快，快速送入罐底；火切不可在罐口停留太久，以免罐口太热而烫伤皮肤。如果反复闪罐，罐体温度过热，应换另一个罐继续操作。

6. 针罐法

针罐法是针刺配合拔罐的一种方法，即针刺穴位得气后，将针留在穴位上，再以针刺处为中心拔罐，使针体罩于罐内，又称留针拔罐法或带针坐罐法。针罐法的常规留罐时间为 10 ~ 20 分钟，一般以玻璃罐为宜，因为玻璃罐可随时观察罐内情况。在操作中应注意针柄不宜过长，以免触及罐底陷入体内。此法有针刺与拔罐的双重作用，可提高临床疗效，多用于单独拔罐疗效欠佳的顽固性痛痹、各种软组织急慢性损伤等症。

7. 血罐法

血罐法又称刺络拔罐法、刺血拔罐法，它是刺血与拔罐相结合的一种治疗方法。临床上先用三棱针、梅花针或皮肤针、注射针或缝衣针等，按病变部位的大小和出血量的要求，针刺穴位或治疗部位，然后再拔罐并留罐。刺激量根据病情所需决定，轻度以皮肤出现红晕为度，中度以微出血为度，重度以点状出血为度。留罐时间随病情而定，出血量一般在数滴或数毫升左右。血罐法适用于各种急慢性软组织损伤、高热、神经痛、神经性皮炎、丹毒等症。

8. 刮痧罐法

在受术部位先涂上痧疗介质，然后再用水牛角痧疗板或汤勺、瓦块等器具在皮肤上反复刮拭，刮至皮肤发红甚至出现紫斑后，再行拔罐。此法操作方便、灵活，可用于病变范围较小的部位。

9. 提罐法

先将罐吸拔于皮肤，然后将罐上提牵拉皮肤，再恢复原样，反复轻柔均匀提拉火罐，直至皮肤出现瘀血为止。操作时用力要适中，力量过大则罐易拔掉，过小则达不到刺激量。此法常用于拔腹部的穴位。

六、拔罐疗法的操作步骤

1. 术前准备

根据罐疗部位的大小及需要，选择相应型号的罐具。对于软组织较丰富的部位，如背部、腰部、臀部、大腿，宜选用大罐；对于颈部、肩部、上臂、前臂和小腿，宜选用中罐；对于软组织薄弱、骨骼凸起不平的部位，如关节、头面、前臂远端、手掌、手背，宜选用小罐。

如果在罐疗时需要用闪罐法，应当准备几个备用罐，以便在罐口烧热时能及时更换。在寒冷季节使用玻璃罐或陶瓷罐时，应预先将罐在火上烘烤至与皮肤温度接近后再使用。需要注意的是，只能烘烤罐的底部，不可以烘烤罐口，以免烫伤受术者皮肤。

除各种型号的火罐外，还需要备好托盘、95% 的酒精、镊子、大棉球等，此外还应准备及时治疗皮肤损伤或晕罐等意外情况的药物，如湿润烧伤膏等。

2. 选择体位

罐疗应根据不同部位选择体位，原则上要求舒适并能持久，便于施术。每次罐疗时间一般为 5 ~ 15 分钟，时间虽然不长，但要求受术者保持某种姿势，不能大范围活动，否则容易发生漏气而掉罐。

（1）仰卧位

受术者自然仰卧于床上，双上肢或平放或放于体侧，下肢自然分开，膝下可垫软枕。该体位适于吸拔头面部、胸部、腹部、胁肋部，双侧上肢、下肢前面及内外侧。

（2）俯卧位

受术者自然俯卧于床上，胸前可垫软枕，踝关节也可垫软枕。该体位适于吸拔颈部、背部、腰部、臀部及双下肢后侧、外侧。

（3）侧卧位

受术者自然侧卧于床上，双下肢屈曲，上侧前臂下可垫软枕。该体位适于吸拔肩部、胁肋部、髋部、膝部及上、下肢外侧。

（4）仰靠坐位

受术者仰面靠坐于有椅背的椅子上。该体位适于吸拔前头部、面颊部、上胸部、肩臂部、膝部、足踝部。

（5）俯伏坐位

受术者坐于有椅背的椅子上，头部俯伏于椅背上。该体位适于吸拔头顶部、后头部和背部。

如果在治疗过程中受术者要求变动体位，应扶稳罐子，并协助其缓慢变动体位。但在施用针罐法时不可变动体位，以免发生不适。

3. 施术

（1）受术部位的选择

1）局部或邻近取穴　当某一部位发生病变时，可在其局部或邻近部位选取腧穴。

2）循经取穴　根据经络的循行、腧穴的分布及其主治性能而确定，包括本经取穴和表里经取穴：本经取穴是取本经的腧穴，尤其是取本经位于肌肉较丰满处的腧穴，适用于病变在脏腑者；表里经取穴是取与病症有关的表里经脉的腧穴。

3）对症取穴　针对全身性疾病，结合腧穴的特殊作用选穴。

（2）操作手法的选择

1）病痛只局限在一处，可用单罐吸拔。

2）若病变部位比较广泛而成片状，则选用多罐法。例如，治疗腰背部疼痛，可在腰背部用多个罐具进行吸拔。如果病变在关节处，也可沿关节周围同时吸拔多个罐具。如果病变沿神经走行，则按照神经走行部位吸拔。

3）如果病变属于神经症，可选用多个罐具在颈部、背部和腰部交感神经丛处吸拔。

4）如果病变部位较小或肌肉浅薄，可用抽气排气罐吸拔。如果病变在肌肉丰满处，可用走罐法。

（3）留罐时间

留罐时间的长短既与受术者的体质、病情有关，也与操作方法有关。如果遇到受术者特别难受时，可以提早起罐；如果受术者感觉舒适，罐子的吸力也不是很大，而且局部肌肉又比较丰满，留罐时间就可以长些。体质消瘦、虚弱者，拔罐的力量要小，时间要短，罐具数量要少；体质健壮、肌肉丰满者，拔罐的力量要大，时间要长，罐具数量要多。受术者比较敏感，耐受力比较差，拔罐的时间要短；受术者耐受力比较强，拔罐的时间要长。首次接受拔罐疗法的受术者，拔罐的时间要短；经常接受拔罐疗法的受术者，拔罐的时间要长。需要兴奋、提高机体功能状态的，拔罐的时间要短，力量要小，数量要少，如采用闪罐法，一般持续 5 ~ 10 分钟，用于治疗各种麻痹；对于各种疼痛需要抑制的，拔罐的时间要长，力量要大。

（4）起罐

对于起罐方法，总体要求手法要轻柔和缓。对于竹罐、玻璃罐，在起罐时一手拿住罐具稍向一边倾斜，另一手拇指或食指按住罐口边缘的皮肤，使罐口和皮肤之间形成空隙，空气进入罐内，罐具即能自然脱下。切不可硬拉或旋转拿下罐具，否则会引起疼痛甚至损伤皮肤。对于排气罐，向罐内注入空气，罐具即可脱下。水（药）罐操作时，应防止水（药）液撒出，如果吸拔部位呈水平面，则应先将吸拔部位调整为垂直面后再起罐。

另外，在起多个罐具时要按照顺序进行，原则上先拔先起、后拔后起，还要注意上下顺序。

4. 罐疗后的处理

起罐后应注意对罐疗部位做相应处理，如用消毒纱布或干棉球轻轻拭去罐斑处的小水珠、润滑剂、血迹等。如果罐斑处微觉痛痒，不可搔抓，数日内可自行消退。如果罐斑局部不适，可适当按揉；如果皮肤干皱，可涂些植物油或凡士林。如果出现小水疱，可任其自行吸收，不需处理；如果水疱较大，应用消毒毫针刺破，放出积液，然后涂龙胆紫。

如果刺络放血，应预先在罐口周边放置脱脂棉或纱布，以免起罐时血液污染衣物、被褥。应根据不同情况施术，急性病、青壮年、体质强壮者出血量宜多，而慢性病、老人、幼儿及体质虚弱者出血量宜少，每次出血总量成人以不超过 10 mL 为宜，刺血后应注意消毒。拔罐后针孔如有出血，可用干棉球拭去，并对伤口进行常规消毒处理。

一般局部呈现红晕紫绀色为正常反应，阳证、热证多为鲜红色瘀斑反应，阴证、寒证、血瘀证为紫绀色、暗红色瘀斑反应。若病情轻，拔罐后局部多呈轻度潮红反应，且在很短时间内即可恢复皮肤的正常颜色。一般来说，局部皮肤颜色越深，恢复其正常颜色就越慢。

5. 罐疗疗程

罐疗疗程不可一概而论，要根据不同的疾病和病情的轻重而定。一般而言，急性病者每天治疗 1 次，如感冒、急性支气管炎、急性胃肠炎、急性肾炎等；如果症状严重，可以每天治疗 2 ~ 3 次（穴位要改变），连续治疗至病愈为止。慢性病者隔天或 3 天治疗 1 次，亚健康者每周治疗 1 次即可，预防、保健者每周或半个月治疗 1 次。

罐疗的疗程应根据受术者具体的皮肤反应而定。每次罐疗后局部皮肤都有一定的反应，一般情况下潮红多在数小时内消除，故 24 小时后可以治疗 1 次；如果局部皮肤出现瘀斑并伴有轻微触痛，一般间隔 1 ~ 2 天，待潮红、瘀斑基本消退，触痛基本消失后再治疗。如果病情需要每天连续治疗，应另选其他穴位，或在原罐区周围任选一点，同样可以取得疗效。通常连续治疗 5 ~ 10 次为 1 个疗程，中间宜间隔 2 ~ 3 天。一般急性病需半个疗程，慢性病经 1 个疗程治疗无效者可改用其他方法。

七、拔罐疗法的适应证与禁忌证

1. 拔罐疗法的适应证

参见本模块课题一"刮痧疗法的适应证"。

2. 拔罐疗法的禁忌证

（1）皮肤局部破溃或高度过敏、有皮肤传染病者不宜拔罐。

（2）形体消瘦、皮肤失去弹性而松弛者及毛发多的部位不宜拔罐。

（3）有重度水肿、心力衰竭、呼吸衰竭、肾衰竭者不宜拔罐。

（4）妊娠期妇女的下腹部、腰骶部及合谷、三阴交、昆仑等穴不宜拔罐。

（5）急性软组织损伤者局部忌用拔罐。

（6）有出血倾向疾病，如血友病、血小板减少、紫癜、白血病等患者，不宜拔罐。

（7）体表人血管处不宜拔罐，有静脉曲张、癌肿、外伤者不宜拔罐。

（8）抽搐、痉挛、极度衰弱、过度疲劳、饥饿状态、过饱、过渴、醉酒时不宜拔罐。

八、拔罐疗法的注意事项

1. 选择清静、光线和冷暖适宜的室内环境为佳，注意避风寒，保温暖，防止受术者受凉。

2. 施术前，受术者要取舒适的体位，充分暴露受术部位；选择适合的罐具，一般应在肌肉丰满、富有弹性、没有毛发的部位进行拔罐，以防吸拔时漏气和脱落。

3. 火罐操作时不能烫伤皮肤，棉球蘸酒精不可太多，过多容易滴落到受术者皮肤上发生烫伤。

4. 在拔罐过程中，动作要稳、快、轻、准，掌握好火候。切忌生拉硬拽，以免损伤皮肤。

5. 施针罐法时，拔罐可使皮肤突起、肌肉收缩。若针体较长，针柄易与罐底部撞击，使针体弯曲或进针的深度增加，故胸背部慎用针罐法，以防气胸。

6. 当发现受术者有头晕目眩、面色苍白、恶心呕吐、肢凉、周身冷汗、脉细弱无力等情况时，应立即取罐，让受术者平卧，保暖，饮温开水或糖水，重者可针刺人中、内关、足三里等穴。对年老体弱者、儿童及精神紧张、饥饿、初诊的受术者，更应注意，防止出现不适。

7. 若出现烫伤，小水疱可自行吸收，不必处理；若水疱较大或皮肤有破损，应先用消毒细针挑破水疱，放出水液，覆上消毒纱布，再用消毒干敷料覆盖并且固定。

8. 要根据受术者的病情、皮肤情况，结合季节，选取不同的留罐时间。病情轻、皮肤娇嫩、夏季炎热时，留罐时间应稍短；病情较重、皮肤粗糙、冬季寒冷时，留罐时间相对稍长。